JN237565

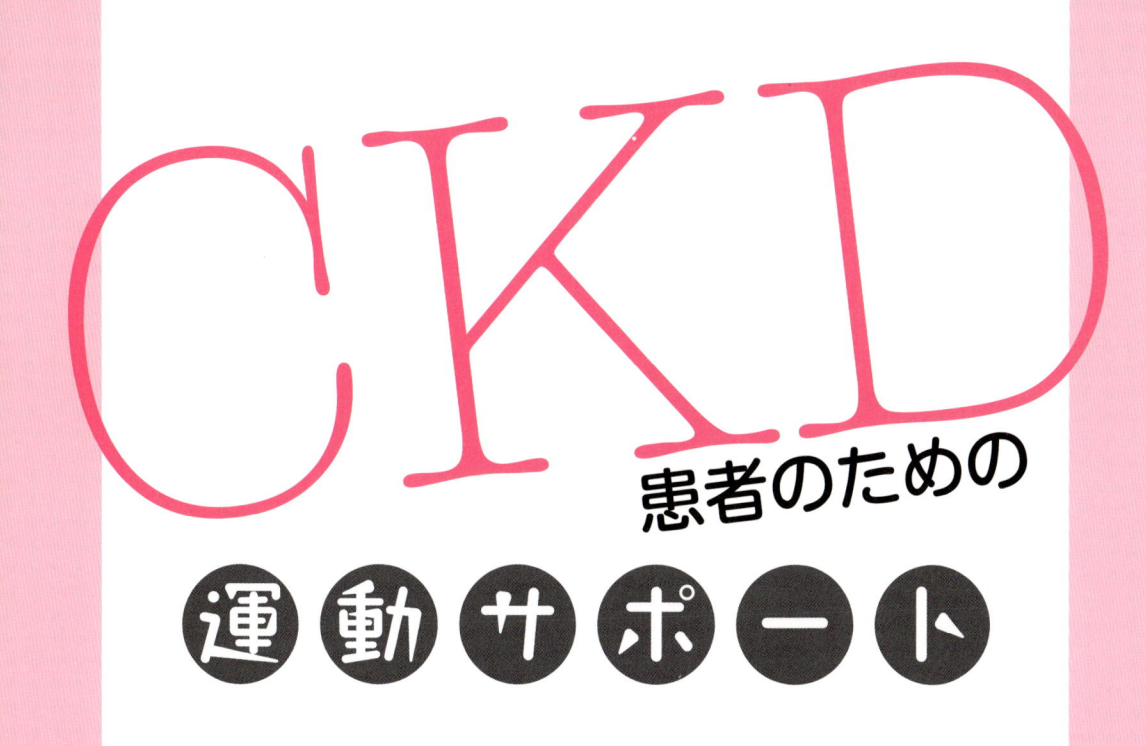

CKD 患者のための 運動サポート

[編著]
富野康日己
順天堂大学教授

執筆者 (執筆順)

富野康日己	順天堂大学医学部腎臓内科教授
大山　博司	両国東口クリニック理事長, 医師
大山　恵子	つばさクリニック院長, 医師
山田　美紀	メディカルフィットネス ティーズエナジー, チーフトレーナー
内田　広康	つばさクリニック副院長, 臨床工学技士, 看護師
横関美枝子	つばさクリニック, 管理栄養士

序

　2002年慢性腎臓病（chronic kidney disease：CKD）という疾患概念が報告されて以来，日本腎臓学会，アジア太平洋腎臓学会，国際腎臓学会などでは，市民への活発な啓発活動がなされています．また，かかりつけ医と腎臓専門医との連携強化や早期発見・治療に力が注がれています．CKD患者では，末期腎不全腎代替療法へ進展することのみならず心血管イベントを発症しやすいことが問題です．治療は薬物療法が中心となりますが，その根底にある非薬物療法は食事療法と運動サポート（療法）であり，生活習慣の修正が大変重要な位置を占めています．

　過日，「スマート栄養管理術123—栄養とスポーツの管理が重要であるこれだけの理由」（医歯薬出版）を上梓致しました．「食」は，私達の健康にとってかけがえのないものであり，心身に豊かさを与えてくれますが，現代の生活は大変忙しく食生活でのゆとりのなさが目立ちます．また，高齢者，認知症患者，寝たきり老人，がんなどの終末期患者での低栄養も問題となっています．したがって医師と管理栄養士，看護師等が連携して行うチーム医療としての食事指導は，疾病予防と治療の中核であるといえます．拙著「スマート栄養管理術123—栄養とスポーツの管理が重要であるこれだけの理由」が日常診療に活かされていると知り，大変嬉しく思っています．

　一方，運動（スポーツ）の重要性も叫ばれています．日本腎臓学会が刊行した「CKD診療ガイド2012」では運動・休養として，①CKDの各ステージを通して，過労を避けた十分な睡眠や休養は重要であるが，安静を強いる必要はない，②個々の患者では，血圧，尿蛋白，腎機能などを慎重にみながら運動量を調節する必要がある，③肥満では末期腎不全に至るリスクが高まる，とされています．では，CKD患者ではどのような種類の運動をどの程度行えばよいのか，原疾患により運動の種類や程度が異なるのかなどについて，明確なエビデンスが得られていないのが現状です．しかも，運動強化と腎機能障害に関する検討がこれまで十分になされてこなかったため，過剰ともいえる運動制限がなされることもあります．CKD患者にとって適度な運動は，体力の保持や精神的ストレスの軽減に繋がることはよく経験することです．しかしながら，CKDの重症度によっては過度の運動はかえって病態を悪化させるため禁忌となることもありますので，十分な注意が必要です．私たちの研究グループが行った自然発症糖尿病腎症モデルマウスの運動負荷による研究でも軽度ないし中等度の運動負荷は，高度な負荷に対し腎臓組織の虚血や尿細管障害が軽度であることが証明されました．

　今回，良き友人である執筆者のご協力をえて「CKD患者のための運動サポート」を上梓致しました．CKDの主な原因疾患の病態について簡単に触れたうえで，疾患別の運動サポートを記載しました．ことに，CKD5D（血液透析）患者は，徐々に高齢化が進み日常生活での運動量が低下し，サルコペニアやロコモティブシンドロームに繋がる可能性が高いだけに日常でのサポートが必要だ

と思います．運動手帳では，多くの図を用いて運動の実際を解説し，運動での水分補給の必要性と実際についても述べられています．日常診療の場で，CKDへの理解を深めるとともに医療スタッフが行う運動サポートに少しでもお役にたてればこのうえない喜びです．

　本書の内容に不備な点や過不足があろうかと思われますので，皆様から忌憚のないご意見をいただければ幸いです．最後に，本書の出版にご尽力いただきました中外医学社の皆様に深謝致します．

　　　2014年盛夏　神田川のほとりにて

富野康日己

目次

1 慢性腎臓病（CKD） 〈富野康日己〉 1
  1. 定義 …………………………………………………………………………… 1
  2. 重症度分類 …………………………………………………………………… 2

2 慢性腎臓病（CKD）の主な原因疾患 4
  A. 糖尿病腎症 ……………………………………………………〈富野康日己〉 4
  B. 慢性腎炎症候群：慢性糸球体腎炎—IgA 腎症 ……………〈富野康日己〉 10
    1. IgA 腎症 ………………………………………………………………… 10
    2. ループス腎炎 …………………………………………………………… 14
  C. 高血圧性腎硬化症（良性，悪性） ……………………………〈富野康日己〉 17
  D. 痛風腎 …………………………………………………………〈大山博司〉 19

3 血液透析療法（CKD ステージ 5D） 〈大山恵子〉 21
  A. 疫学，最近の動向 …………………………………………………………… 21
  B. 症状・検査成績 ……………………………………………………………… 22
  C. 透析導入条件 ………………………………………………………………… 22
  D. 急性血液浄化療法 …………………………………………………………… 23
  E. 血液透析実施時の症状と対処法 …………………………………………… 23
  F. シャント機能不全の発見法と対処法 ……………………………………… 23
  G. 合併症 ………………………………………………………………………… 24
  H. 予後 …………………………………………………………………………… 25

4 慢性腎臓病（CKD）での運動サポート 26

[総論]
  A. はじめに ………………………………………………………〈富野康日己〉 26
  B. 継続できる運動をサポートするために ……………………〈山田美紀〉 29

[各論]
  A. 糖尿病患者への運動サポート ………………………………〈富野康日己〉 36

- B. 1型糖尿病患者への運動サポート ……………………………〈富野康日己〉 37
- C. 2型糖尿病（腎症前期）患者への運動サポート ………………〈富野康日己〉 37
- D. 糖尿病腎症患者への運動サポート ………………………………〈富野康日己〉 38
- E. 慢性腎炎症候群患者への運動サポート …………………………〈富野康日己〉 38
- F. ネフローゼ症候群患者への運動サポート ………………………〈富野康日己〉 39
- G. 高血圧症患者への運動サポート …………………………………〈富野康日己〉 39
- H. 痛風腎患者への運動サポート ……………………………………〈大山博司〉 40
- I. 高齢者低栄養患者への運動サポート ……………………………〈富野康日己〉 41
- J. 慢性腎不全（保存期）患者への運動サポート …………………〈富野康日己〉 42
- K. 血液透析療法での運動サポート ……………〈大山恵子，山田美紀，内田広康〉 43

5 運動手帳—導入・初級編　〈山田美紀〉 45

6 運動での水分補給の必要性と実際　〈横関美枝子〉 77

1. 水分補給の必要性 …………………………………………………………… 77
2. 水分補給について …………………………………………………………… 77
3. 水分制限のない場合 ………………………………………………………… 77
4. 飲み物の種類 ………………………………………………………………… 78
5. 厳しい塩分制限のある場合 ………………………………………………… 78
6. 熱中症の予防 ………………………………………………………………… 78
7. その他 ………………………………………………………………………… 78

索引 ………………………………………………………………………………… 79

1 慢性腎臓病（CKD）

1 定義

- 慢性腎臓病 chronic kidney disease（CKD）は，1つの腎疾患（腎臓病）を意味するのではなく，表1の①，②のいずれかまたは両方が3カ月以上持続することにより診断される．CKDは従来の慢性腎疾患の診断とは異なっている．
- つまり，腎障害を示唆する所見（検尿異常，画像異常，血液異常，腎病理組織異常所見など．特に蛋白尿が重要である）の存在と糸球体濾過量（glomerular filtration rate：GFR）60 mL/min/1.73 m² 未満が診断のポイントである（表1）．
- 血清クレアチニン（筋肉に存在するクレアチンの最終代謝産物で筋肉の量に影響される：s-Cr）や血清シスタチンC（全身の有核細胞で産生されるポリペプチドで年齢や性別，筋肉量，運動，食事などには左右されない）の値を用いた推算糸球体濾過量（estimated GFR：eGFR）が臨床上用いられている．最近は，小型の計算器や早見表ですぐに値を求めることができるので，大変便利である（日本腎臓学会，編.CKD診療ガイド2012.東京医学社）．
- 現在，CKDが臨床診療で大きな問題となっているのは，①CKDと定義される疾患群（病態）が末期腎不全（end-stage kidney disease：ESKD）へ進行し，将来的に腎代替療法（透析療法や腎移植）を必要とする予備軍になっていることと，②心血管病（cardiovascular disease：CVD）（狭心症や心筋梗塞，特にわが国では脳卒中も多い）の重要な発症リスク因子になっていることである．
- CKDにおける腎機能の低下には，多くの進展・増悪因子がかかわっている（表2）．喫煙，大量の飲酒，肥満（メタボリックシンドローム），脂質異常症（高脂血症），高尿酸血症（痛風）も重要な因子である．
- CKDの患者数は国内外ともに増加しており，国民の健康保持のみならず，医療経済のう

表1　CKDの定義・診断・重症度分類

CKDの定義は以下の通りである．
①尿異常，画像診断，血液，病理で腎障害の存在が明らか．
　特に蛋白尿の存在が重要
②糸球体濾過量（glomerular filtration rate: GFR）
　<60 mL/分/1.73 m²
①，②のいずれか，または両方が3カ月以上持続する．

CKDの重症度は原因（Cause: C），腎機能（GFR: G），蛋白尿（アルブミン尿：A）によるCGA分類で評価する．

CKDは原因（C）と，その腎機能障害の区分（G1～G5）と蛋白尿区分（A1～A3）を組み合わせたステージの重症度に応じ，適切な治療を行うべきである．

（日本腎臓学会，編.CKD診療ガイド2012.東京：東京医学社; 2012. p.1）

表2　CKDにおける腎機能低下の増悪因子

1. 不適当な食事
2. 感染症：尿路感染，肺炎，敗血症など
3. 急激な循環状態の変動：高血圧，低血圧
4. 水・電解質異常：脱水，溢水，アシドーシス
5. 尿路疾患：尿路結石・狭窄・感染
6. 腎毒性薬剤：造影剤，抗生物質，NSAIDs
7. 手術および外傷
8. 腎血流量の低下：心肺機能低下，腎動脈の攣縮など
9. 原疾患の急性増悪
10. 尿細管の閉塞：高尿酸血症，溶血，横紋筋融解症，不溶性薬剤など

えでも大きな問題・負担となっている．
- CKDを早期に発見し早期から適切な治療を開始することによりESKDへの進行やCVDの発症を抑制することが可能である（treatable）とされている．そのためには，CKDのかなり早期から包括的治療を患者・家族とともに行うことが必須である．

2　重症度分類

- CKD病期（ステージ）分類は，2012年に改訂された（図1）．今回改訂されたCGA分類は，まず原因疾患（cause：C）を決めeGFR（G）の値から腎機能の程度を分け，さらに

原疾患	蛋白尿区分		A1	A2	A3
糖尿病	尿アルブミン定量 (mg/日) 尿アルブミン/Cr比 (mg/gCr)		正常	微量アルブミン尿	顕性アルブミン尿
			30 未満	30〜299	300 以上
高血圧 腎炎 多発性嚢胞腎 移植腎 不明 その他	尿蛋白定量 (g/日) 尿蛋白/Cr比 (g/gCr)		正常	軽度蛋白尿	高度蛋白尿
			0.15 未満	0.15〜0.49	0.50 以上
GFR区分 (mL/分/1.73m²)	G1	正常または高値	≧90		
	G2	正常または軽度低下	60〜89		
	G3a	軽度〜中等度低下	45〜59		
	G3b	中等度〜高度低下	30〜44		
	G4	高度低下	15〜29		
	G5	末期腎不全 (ESKD)	<15		

重症度は原疾患・GFR区分・蛋白尿区分を合わせたステージにより評価する．CKDの重症度は死亡，末期腎不全，心血管死亡発症のリスクを□のステージを基準に，■，■，■の順にステージが上昇するほどリスクは上昇する．

図1　CKDの重症度分類
（KDIGO CKD guideline 2012を日本人用に改変）

1. 慢性腎臓病（CKD）

原疾患	蛋白尿区分		A1	A2	A3
糖尿病	尿アルブミン定量 （mg/日） 尿アルブミン/Cr比 （mg/gCr）		正常 30 未満	微量アルブミン尿 30〜299	顕性アルブミン尿 300 以上
高血圧 腎炎 多発性囊胞腎 移植腎 不明 その他	尿蛋白定量 （g/日） 尿蛋白/Cr比 （g/gCr）		正常 0.15 未満	軽度蛋白尿 0.15〜0.49	高度蛋白尿 0.50 以上
GFR区分 （mL/分/ 1.73m²）	G1	正常または高値 ≧90		*1	紹介
	G2	正常または軽度低下 60〜89		*1	紹介
	G3a	軽度〜中等度低下 45〜59 / 50〜59	40歳未満は紹介*2		紹介
	G3b	中等度〜高度低下 30〜44 / 40〜49, 30〜39	40〜69歳も紹介*2 70歳以上も紹介*2		紹介
	G4	高度低下 15〜29	紹介	紹介	紹介
	G5	末期腎不全 <15	紹介	紹介	紹介

3カ月以内に30％以上の腎機能の悪化を認める場合は腎臓専門医へ速やかに紹介すること
*1：血尿と蛋白尿の同時陽性の場合には紹介
*2：尿所見正常の場合，腎臓専門医への紹介は，安定した70歳以上の患者ではeGFR40mL/分/1.73m²としてもよい．

図2　腎臓専門医への紹介基準
（KDIGO CKD guideline 2012 を日本人用に改変）

アルブミン尿・蛋白尿（albuminuria または proteinuria：A）の値から分類する．
- 病期（ステージ）3は，推算GFR（eGFR）の値から新たにG3aとG3bに細分類されている．
- 病期分類では，移植患者である場合にはtransplantation（移植）の英語の頭文字Tを，ステージ5で透析を受けている場合にはdialysis（透析）の頭文字Dをつける．たとえば，移植患者ではCKDG3A2T，透析療法を受けている患者はCKDG5Dと表現する．
- 健康診断（健診）や学校・社内検診などで検尿（血尿，蛋白尿）やs-Cr，eGFRに異常がみられれば，それらの担当者は直ちにかかりつけ医の受診をすすめる．
- その後，かかりつけ医はヒートマップに従い腎臓専門医への紹介がなされる（図2）．腎臓専門医は，専門的な観点から診療し，またかかりつけ医へ逆紹介することとなる．

〈富野康日己〉

2 慢性腎臓病（CKD）の主な原因疾患

A 糖尿病腎症

1 病態

- 糖尿病は，インスリン治療が必須な1型糖尿病と必ずしも必須ではない2型糖尿病がある．しかし，2型糖尿病でも栄養食事指導や運動療法，薬物療法（経口糖尿病薬など）で効果が得られない場合には，インスリンの投与（皮下注）も考えられる．
- わが国では，中年発症で肥満を伴った2型糖尿病が1型糖尿病に比べはるかに多い．
- 糖尿病腎症（diabetic nephropathy）は，糖尿病により慢性的に進行する腎障害（細小血管症）である．細小血管症としては，他に神経障害（diabetic neuropathy）と網膜症（diabetic retinopathy）がある．
- 糖尿病腎症の原因としては，①遺伝因子（腎症の発症に家族内集積性などが考えられている）と，②環境因子〔高血糖による細胞内代謝異常，高血糖の持続による終末糖化産物（advanced glycation end-products：AGEs）の産生・蓄積，糸球体高血圧（糸球体過剰濾過），レニン・アンジオテンシン系（RAS）の異常など〕があげられている．
- わが国においては，透析療法導入の原疾患として糖尿病腎症が1998年に慢性糸球体腎炎を抜いて第1位の患者数となり，その後も増え続けている．2012年12月末の日本透析医学会の調査では，透析患者総数は約30万9千人と報告されており，新規透析導入患者の約44％に糖尿病腎症が原疾患となっている．一方，慢性糸球体腎炎から末期腎不全（end stage kidney disease：ESKD）への進行患者数は，減少している．

2 病期分類

- 2型糖尿病を念頭におき1991年厚生省糖尿病研究班が糖尿病腎症病期分類を作成した．その後，日本糖尿病学会と日本腎臓学会からなる糖尿病腎症合同委員会により議論がされ，改訂が続けられてきた（表3）．
- 2014年，糖尿病腎症病期分類の再改訂版が刊行された．改訂の要旨は，現行の分類を踏襲しつつCKD分類との整合性も検討された（表4）．
- 病期分類に用いるGFRをeGFRに変更し，3期のAとB（顕性腎症前期・後期）の区別は行わないこととしている．また，尿アルブミン値の程度にかかわらず，GFR 30 mL/分/$1.73m^2$未満を全て腎不全（renal failure）とした．

a）第1期（腎症前期）

　　糖尿病腎症の臨床症状は，みられない．微量アルブミン尿は陰性で，eGFRは正常ないしやや増加している（30 mL/分以上）．組織学的には，ほぼ正常か軽度のびまん性病変

2. 慢性腎臓病（CKD）の主な原因疾患

表3 糖尿病腎症病期分類（改訂）[注1]

病期	尿アルブミン値（mg/gCr） あるいは 尿蛋白値（g/gCr）	GFR（eGFR） （mL/分 /1.73m²）
第1期（腎症前期）	正常アルブミン尿（30未満）	30以上 [注2]
第2期（早期腎症期）	微量アルブミン尿（20〜299）	30以上
第3期（顕性腎症期）	顕性アルブミン尿（300以上）[注3] あるいは 持続性蛋白尿（0.5以上）	30以上 [注4]
第4期（腎不全期）	問わない [注5]	30未満
第5期（透析療法期）	透析療法中	

注1：糖尿病性腎症は必ずしも第1期から順次第5期まで進行するものではない．本分類は，厚労省研究班の成績に基づき予後（腎，心血管，総死亡）を勘案した分類である（URL:http://mhlw-grants.niph.go.jp/, Wada T, Haneda M, Furuichi K, Babazono T, Yokoyama H, Iseki K, Araki SI, Ninomiya T, Hara S, Suzuki Y, Iwano M, Kusano E, Moriya T, Satoh H, Nakamura H, Shimizu M, Toyama T, Hara A, Makino H; The Research Group of Diabetic Nephropathy, Ministry of Health, Labour, and Welfare of Japan. Clinical impact of albuminuria and glomerular filtration rate on renal and cardiovascular events, and all-cause mortality in Japanese patients with type 2 diabetes. Clin Exp Nephrol. 2013 Oct 17. [Epub ahead of print])

注2：GFR 60 mL/分 /1.73m² 未満の症例はCKDに該当し，糖尿病性腎症以外の原因が存在し得るため，他の腎臓病との鑑別診断が必要である．

注3：微量アルブミン尿を認めた症例では，糖尿病性腎症早期診断基準に従って鑑別診断を行った上で，早期腎症と診断する．

注4：顕性アルブミン尿の症例では，GFR 60 mL/分 /1.73m² 未満からGFRの低下に伴い腎イベント（eGFRの半減，透析導入）が増加するため注意が必要である．

注5：GFR 30 mL/分 /1.73m² 未満の症例は，尿アルブミン値あるいは尿蛋白値に拘わらず，腎不全期に分類される．しかし，特に正常アルブミン尿・微量アルブミン尿の場合は，糖尿病性腎症以外の腎臓病との鑑別診断が必要である．

【重要な注意事項】本表は糖尿病性腎症の病期分類であり，薬剤使用の目安を示した表ではない．糖尿病治療薬を含む薬剤特に腎排泄性薬剤の使用に当たっては，GFR等を勘案し，各薬剤の添付文書に従った使用が必要である．

（2013年12月　糖尿病性腎症合同委員会）

〔日本糖尿病学会．「糖尿病性腎症病期分類2014の策定（糖尿病性腎症病期分類改訂）について」．糖尿病. 2014; 57(7): 529-34 より許可を得て転載〕
（日本腎臓学会　http://www.jsn.or.jp/academicinfo/ckd/dm_nephro.pdf）

表4 糖尿病性腎症病期分類（改訂）とCKD重症度分類との関係

	アルブミン尿区分	A1	A2	A3
	尿アルブミン定量 尿アルブミン /Cr比 （mg/gCr） （尿蛋白定量） （尿蛋白/Cr比） （g/gCr）	正常アルブミン尿 30未満	微量アルブミン尿 30〜299	顕性アルブミン尿 300以上 （もしくは高度蛋白尿） （0.50以上）
GFR区分 （mL/分 /1.73m²）	G1　≧90 G2　60〜89 G3a　45〜59 G3b　30〜44	第1期 （腎症前期）	第2期 （早期腎症期）	第3期 （顕性腎症期）
	G4　15〜29 G5　＜15	第4期（腎不全期）		
	G5D　透析療法中	第5期（透析療法期）		

（2013年12月　糖尿病性腎症合同委員会）

〔日本糖尿病学会．「糖尿病性腎症病期分類2014の策定（糖尿病性腎症病期分類改訂）について」．糖尿病. 2014; 57(7): 529-34 より許可を得て転載〕
（日本腎臓学会　http://www.jsn.or.jp/academicinfo/ckd/dm_nephro.pdf）

（全体的にみられる病変）が認められることがある．

b）第2期（早期腎症期）

尿中に微量のアルブミン（微量アルブミン尿という）は出現するが，糖尿病腎症そのものの症状は特にみられない．微量アルブミン尿は陽性（30～299 mg/日または，30～299 mg/g・Cr）であるが，eGFRは30 mL/分以上である．組織学的には，糸球体には軽度のびまん性病変，ときに結節性病変（1つの塊のようにみえる病変）が認められることがある．

c）第3期（顕性腎症期）

顕性蛋白尿が持続しネフローゼ症候群（p.16）をきたしてくると，浮腫（むくみ）や高血圧などの症状が現れる．尿中アルブミン尿が300 mg/日以上（300 mg/g・Cr以上）となり，試験紙法による検尿でも尿蛋白が陽性を示す．eGFRは30 mL/分以上である．今回の検討では，これまで用いられてきた第3A期と第3B期に分けることはやめ，まとめて第3期とした．組織学的には，中等度ないし高度の糸球体びまん性病変と結節性病変を認める．

d）第4期（腎不全期）

全身倦怠感，脱力感，食欲不振，嘔気，嘔吐，貧血，浮腫（むくみ），溢水（うっ血）などの腎不全症状がみられる．eGFRは30 mL/分未満に低下する．組織学的には，荒廃した糸球体が多数認められる．

e）第5期（透析療法期）

透析療法中であり，糖尿病性網膜症による失明や虚血性心疾患（狭心症や心筋梗塞），うっ血性心不全，脳卒中，感染症，四肢の動脈硬化症性壊疽などを合併する危険性が高くなる．糖尿病腎症による透析患者の予後は，非糖尿病の透析患者に比べ非常に不良である．

3 診断・検査

■尿検査

- 糖（ブドウ糖）尿がみられる．その原因は，高血糖により血糖値が腎からの排泄閾値を超える状態になるからである．
- ブドウ糖（グルコース）は糸球体基底膜（glomerular basement membrane: GBM）を通過したのち，ほぼ100％が近位尿細管から再吸収される．しかし，尿細管の再吸収能（グルコース尿細管再吸収極量，約350 mg/分）を超えると，一部が再吸収されずに尿中に排泄され尿糖（ブドウ糖尿）として検出される．
- GFRが正常な場合には，血（ブドウ）糖値が170～180 mg/dL前後を超えると，ブドウ糖尿が出現する．
- 随時尿で尿糖陽性の場合には，空腹時の尿糖と血糖測定を同時に行い，高血糖を合併したものか否か（糖尿病か腎性糖尿か）を鑑別する．
- 他に合併疾患を伴わない高血糖の場合には糖尿病である可能性が高いので，血糖と尿糖を同時に測定する75g経口ブドウ糖負荷試験（OGTT）が診断に用いられる．

- 高血糖による尿糖は，①病的な高血糖（糖尿病），②健常人での過食後や過度のストレス状態，③胃切除後や妊婦で出現する．
- しかし，血糖値が正常でも尿糖（高血糖を伴わない糖尿）が陽性を示すことがある．
- 高血糖を伴わない糖尿は，ブドウ糖を再吸収する腎の近位尿細管に障害がある場合にみられる．75g OGTT に対する血糖曲線は正常であるにもかかわらず，尿糖が出現する．これを腎性糖尿（renal glucosuria）という．
- 腎性糖尿から糖尿病（真性）に移行することはない．
- 糖尿病腎症では，アルブミン（蛋白）尿が主な尿所見である．第2期（早期腎症期）を診断するためには，随時尿（早朝第2尿が望ましい）での尿中微量アルブミン／クレアチニン量・比（mg/g・Cr）測定が有用である．顕性腎症期（第3期）になると，蛋白尿が増加しネフローゼ症候群を呈することが多い．後述するが，糖尿病腎症ではESKDでも腎臓のサイズ（大きさ）は保たれていることが多いため，長期にわたり高度な蛋白尿が持続する．
- 尿沈渣では，高度な血尿はなく細胞性（赤血球・白血球・顆粒）円柱などの炎症性所見は少ない．逆に肉眼的血尿や高度な顕微鏡的血尿，細胞性円柱がみられた場合には，糖尿病に糸球体腎炎（IgA腎症など）や尿路結石・腫瘍（がん），外傷などを合併していることが疑われる．

■血液検査

- 糖尿病のコントロールは，HbA1c（過去2〜3カ月間の血糖の状態を反映する）や糖化アルブミン（glycated albumin：GA，過去約2週間の血糖の状態を反映する）が有用である．
- 腎機能が悪化するに従い腎性貧血（renal anemia）となり赤血球寿命も短縮するため，HbA1c値は過小評価されるので注意が必要である．そういう場合（第4・5期）には，GA測定の方が好ましいとされている．
- 糸球体機能を知るために s-Cr や血清シスタチンC を測定する．分子量の関係から血清シスタチンC値の上昇は，s-Cr値上昇よりも早い時期にみられるので，早期診断に有用である．

■腎機能検査

- 糖尿病腎症の初期（第1〜2期）には，糸球体過剰濾過状態（GFR・Ccrの高値）となり，その後は進行に伴ってGFR・Ccrは低下する．
- 糖尿病腎症の画像診断（腹部X線，超音波検査，CT検査）では，末期腎不全（ESKD）でも腎臓のサイズ（大きさ）は保たれていることが多い．一方，慢性糸球体腎炎や腎硬化症による慢性腎不全では腎臓サイズの萎縮が認められる．
- 確定診断は，腎生検による組織所見によるが，病理組織学的には糖尿病性糸球体硬化症が特徴である．特に，結節性病変や輸出細動脈の硝子化（ガラスのように均一に染まる病変）は特異的な病理所見である．糸球体は，毛糸の球のようになった毛細血管の塊であり，左右合わせて約200万個存在するといわれている（図3）．しかし，未熟児で誕生したヒトや日本を含めたアジア諸国では，糸球体数はやや少ないとの意見もみられる．

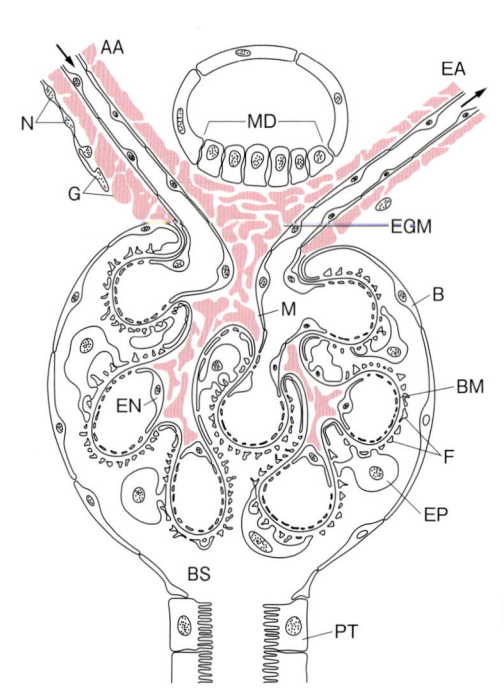

AA：輸入細動脈
B：ボーマン嚢
BM：基底膜
BS：ボーマン腔
EA：輸出細動脈
EGM：糸球体外メサンギウム
EN：内皮細胞
EP：上皮細胞（タコ足細胞）
F：足突起
G：レニン分泌顆粒（輸入細動脈終末の中膜平滑筋内に存在）
MD：緻密斑
M：メサンギウム細胞
N：神経終末（輸入細動脈壁に終わる）
PT：近位尿細管

図3　糸球体の模式図
（富野康日己，編．エッセンシャル腎臓内科学．東京：医歯薬出版；1997. p.5）

- 糖尿病腎症の糸球体病変の硬化性病変は，メサンギウム（糸球体を支えている部位）基質の増加・蓄積によるものであり，びまん性硬化（diffuse sclerosis）と結節性硬化（nodular sclerosis）に大別される．その他に，浸出性病変（exudative lesion）がある．また，増加したメサンギウム基質の分解低下も基質の増加・蓄積の一因になると考えられる．
- 糸球体上皮細胞（糸球体毛細血管の外側を覆う細胞：ポドサイト）数の減少（podocytopenia）がみられ，進行した糖尿病腎症では尿中にも多数のポドサイトが認められる．この現象は，糖尿病腎症に限られたものではなく，IgA腎症や紫斑病性腎炎（IgA血管炎），巣状糸球体硬化症などでも認められる．
- 電子顕微鏡では，糸球体毛細血管壁の中央にある糸球体基底膜（glomerular basement membrane：GBM）の肥厚が認められ，蛍光抗体法では糸球体毛細血管壁と尿細管（糸球体からつながる管）壁にIgGやアルブミンなどの血漿蛋白成分が線状に染色される．
- これらの染色は，血液中の蛋白成分が酵素の働きを介さない糖化現象（non-enzymatic glycosylation：ブドウ糖が蛋白質と自然に結合する現象で，高血糖が続くと認められる．また，老化現象の1つともいえる）によって，組織の糖化産物と交叉反応して結合したものを示している．
- しかし，糖尿病腎症による糸球体硬化症を腎生検なしで高血圧性腎硬化症（高血圧による腎障害）と鑑別することは大変難しい．それは，高血圧性腎硬化症でも糖尿病腎症による糸球体硬化症とほぼ同様の所見を呈するからである．

4　薬物療法の原則

- 血糖と血圧の厳格管理が最も重要である．

2. 慢性腎臓病（CKD）の主な原因疾患

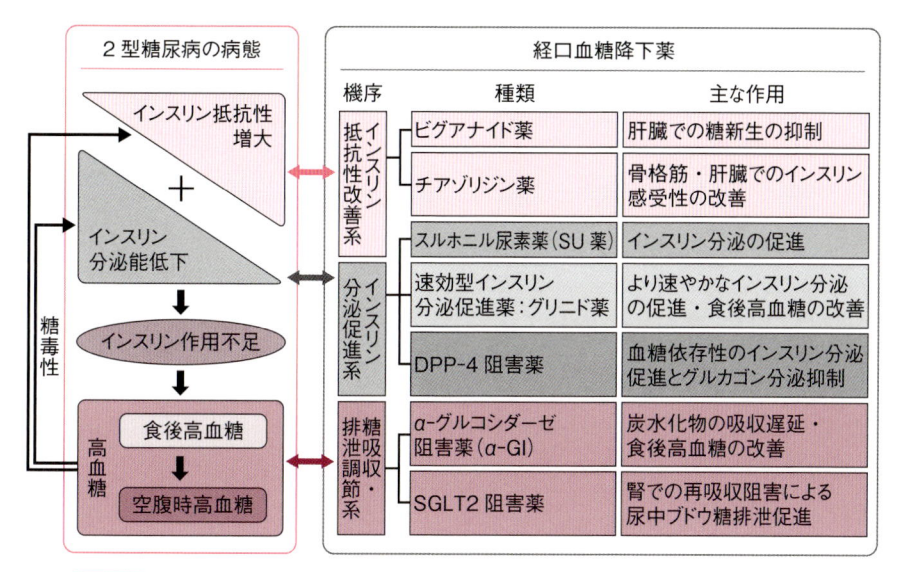

図4 2型糖尿病の病態に合わせた経口血糖降下薬の選択
（日本糖尿病学会, 編・著. 糖尿病治療ガイド 2014-2015. 東京: 文光堂; 2014. p.29 より）

- 血糖管理は，血糖正常化を目指し HbA1c 6.0％未満（NGSP 値）を目標としている（日本糖尿病学会のガイドライン 2012-2013, 日本糖尿病学会，編・著．糖尿病治療ガイド 2014-2015）．合併症予防のための目標は，HbA1c 7.0％未満（NGSP 値）である．
- 近年，HbA1c（JDS）の値は国際標準値（NGSP 値）に変更されたので，混乱のないように注意する（NGSP 値は，JDS 値よりもおおよそ 0.4％高い）．
- 最近，2型糖尿病では病態にあわせたさまざまな経口血糖降下薬が上市され，薬剤を選択できるようになってきている（図4）．
- 未治療の高血圧を伴う糖尿病腎症患者では，GFR は 1 mL/分/月ずつ低下するが，治療により GFR の低下率を治療前の 1/4 に低下することができるとされている（Bakris GJ, et al. Am J Kidney Dis. 2000: 36; 646-61.）．
- レニン・アンジオテンシン（RA）系阻害薬〔アンジオテンシン変換酵素（angiotensin converting enzyme: ACE）阻害薬，アンジオテンシンⅡ受容体拮抗薬（angiotensin Ⅱ receptor blocker: ARB）〕には，糸球体内圧の低下（糸球体過剰濾過の是正）や腎線維化抑制などの腎保護作用があるとされている．
- これらの RA 系阻害薬には，正常血圧者においても尿蛋白減少効果がみられており，わが国での適応拡大が期待されている．
- 日本高血圧学会の高血圧治療ガイドラインや日本腎臓学会の「CKD 診療ガイド」（JSH 2014, CKD 診療ガイド 2012）によると CKD あるいは糖尿病を合併する高血圧コントロールの目標値は，130/80 mmHg 未満である．
- 使用する薬剤としては，ACE 阻害薬・ARB が第 1 選択薬として推奨されているが，降圧が不十分な場合にはカルシウム(Ca)拮抗薬や少量の利尿薬の併用を行う．
- 2014 年，日本高血圧学会から「高血圧治療ガイドライン」（JSH 2014）が刊行された．

B 慢性腎炎症候群：慢性糸球体腎炎—IgA 腎症

- 慢性腎炎症候群（chronic nephritic syndrome）は，WHO の臨床的診断名であり蛋白尿，血尿，高血圧が持続し，慢性に腎不全に進行する疾患群である（表 5）．
  しかし，急性咽頭炎や扁桃炎などの上気道感染を契機に急激に悪化することもあり，経過には十分な注意が必要である．
- 慢性腎炎症候群の代表的腎疾患は，原因が明らかでない原発性（一次性）としての IgA 腎症と原因がはっきりとした続発性（二次性）の全身性エリテマトーデス（SLE）によるループス腎炎である．
- 慢性糸球体腎炎（chronic glomerulonephritis：CGN）とは，慢性に腎糸球体に炎症性変化（細胞増殖・浸潤）がみられる疾患である．糸球体病変が高度になると尿細管・間質にも障害が及ぶ．
  本稿では，IgA 腎症とループス腎炎について概説する．

1 IgA 腎症

a）病態

- 慢性腎臓病（CKD）の代表的疾患である CGN の一病型である．
- IgA 腎症（IgA nephropathy）は，日本，アジア太平洋の諸国，フランス・イタリアなどの南欧諸国に多発し，日本では成人で 30％以上，小児で 20％以上を占めている．わが国の男女比は 1.2：1 程度である．しかし，その差は腎生検の対象基準の違いが一因とも考えられている．
- 何らかの人種的・遺伝的要因の存在も想定されている．
- 確定診断には，腎生検が必須である．
- 糸球体メサンギウム領域に沈着する IgA は，2 量体もしくは多量体（大きく凝集した）IgA1（IgA には，IgA1 と IgA2 の 2 種類がある）で，IgA1 の由来は粘膜系あるいは骨髄

表 5 糸球体腎炎の分類

臨床的分類（WHO）
　糸球体腎炎のすべての患者が腎生検を受けて病理組織学的診断がなされるわけではないので，臨床的には症候群（syndrome）という言葉で分類されている．その分類は以下のごとくである．
1. 急性腎炎症候群 acute nephritic syndrome
　　血尿，蛋白尿，高血圧，浮腫，糸球体濾過量（GFR）の低下などが突然現れるものである．
2. 急速進行性腎炎症候群 rapidly progressive nephritic syndrome
　　血尿，蛋白尿，貧血が突然現れたり，偶然発見されたりするもので，急速に腎不全に陥る（予後不良の）ものである．
3. 再発性，持続性血尿 recurrent or persistent hematuria
　　偶然あるいは突然，肉眼的血尿を含む血尿が発見されるが，蛋白尿は少量か陰性で他の腎炎症状は認められないものである．
4. 慢性腎炎症候群 chronic nephritic syndrome
　　蛋白尿，血尿，高血圧が持続し，慢性に腎不全に進行するものである．
5. ネフローゼ症候群 nephrotic syndrome
　　ネフローゼ症候群の診断基準（後述）を満たすものである．

系であると考えられている．
- 発症機序は，いまだ十分には解明されていないが，扁桃などで産生されたIgA（多量体IgA1）とIgG，IgMなどの免疫グロブリン・補体からなる複合体が血中を流れ腎糸球体に顆粒状に沈着して発症する（Berger J, et al. Nephropathy with mesangial IgA-IgG deposits）と考えられる．
- 本症の約50％に血清IgAの高値（315 mg/dL以上）がみられる．
- 糸球体および尿細管・間質にみられる炎症性病変に関与する因子としては，サイトカイン・ケモカイン・成長因子活性，補体活性，接着分子発現，活性酸素・フリーラジカル産生・放出，血小板凝集・凝固亢進，肥満（マスト）細胞浸潤，間質の線維化・虚血などがあげられる．さらには，糸球体高血圧（過剰濾過）も関与している．これらの現象はIgA腎症のみならず，すべての糸球体腎炎に共通した進展・増悪機序（common pathway）である．

b）分類
- 国際的なオックスフォード分類とわが国のIgA腎症診断基準（第3版）が刊行されている（表6）．

表6　IgA腎症の診断基準

1. 臨床症状
   大部分の症例は無症候であるが，ときに急性腎炎様の症状を呈することもある．ネフローゼ症候群の発現は比較的稀である．一般に経過は緩慢であるが，20年の経過で約40％の患者が末期腎不全に移行する．
2. 尿検査成績
   尿異常の診断には3回以上の検尿を必要とし，そのうち2回以上は一般の尿定性試験に加えて尿沈渣の分析も行う．
   A．必発所見：持続的顕微鏡的血尿[注1]
   B．頻発所見：間欠的または持続的蛋白尿
   C．偶発所見：肉眼的血尿[注2]
3. 血液検査成績
   A．必発所見：なし
   B．頻発所見：成人の場合，血清IgA値315 mg/dL以上（標準血清を用いた多施設共同研究による）[注3]
4. 確定診断
   腎生検による糸球体の観察が唯一の方法である．
   A．光顕所見：巣状分節性からびまん性全節性（球状）までのメサンギウム増殖性変化が主体であるが，半月体，分節性硬化，全節性硬化など多彩な病変がみられる．
   B．蛍光抗体法または酵素抗体法所見：びまん性にメサンギウム領域を主体とするIgAの顆粒状沈着[注4]
   C．電顕所見：メサンギウム基質内，特にパラメサンギウム領域を中心とする高電子密度物質の沈着

［付記事項］
1. 上記の2-A，2-B，および3-Bの3つの所見が認められれば，本症の可能性が高い．ただし，泌尿器科的疾患の鑑別診断を行うことが必要である．
2. 本症と類似の腎生検組織所見を示しうる紫斑病性腎炎，肝硬変症，ループス腎炎などとは，各疾患に特有の全身症状の有無や検査所見によって鑑別を行う．

注1）尿沈渣で，赤血球5～6/HPF以上．
注2）急性上気道炎あるいは急性消化管感染症後に併発することが多い．
注3）全症例の半数以上に認められる．従来の基準のなかには成人の場合，半数以上の患者で血清IgA値は350 mg/dL以上を呈するとされていたが，その時点ではIgAの標準化はなされていなかった．
注4）他の免疫グロブリンと比較して，IgAが優位である．

（厚生労働省難治性疾患克服研究事業進行性腎障害に関する調査研究班IgA腎症分科会．IgA腎症診療指針 第3版ダイジェスト版. 2011. p.2）

表7 ネフローゼ症候群の診断基準

1. 蛋白尿：3.5 g/日以上が持続する（随時尿において尿蛋白/尿クレアチニン比が 3.5g/gCr 以上の場合もこれに準ずる）.
2. 低アルブミン血症：血清アルブミン値 3.0 g/dL 以下．血清総蛋白量 6.0 g/dL 以下も参考になる．
3. 浮腫
4. 脂質異常症（高 LDL コレステロール血症）

注：1) 上記の尿蛋白量，低アルブミン血症（低蛋白血症）の両所見を認めることが本症候群の診断の必須条件である．
　　2) 浮腫は本症候群の必須条件ではないが，重要な所見である．
　　3) 脂質異常症は本症候群の必須条件ではない．
　　4) 卵円形脂肪体は本症候群の診断の参考となる．

（平成22年度厚生労働省難治性疾患対策進行性腎障害に関する調査研究班）

- それぞれの分類には，特徴があり常に validation（妥当性）の確認がなされている（分類の詳細は，他書に譲る）．

c) 症状・合併症

- 多くの患者は無症状で経過するが，わが国では健康診断などで偶然に発見されるチャンス蛋白尿・血尿（chance proteinuria・hematuria）が大半を占めている．
- 肉眼的血尿は 10〜15％にみられる．
- 比較的緩慢な経過をとる患者が多いが，なかには急速に ESKD に移行する患者も認められる．
- 長期腎予後は必ずしも良好とはいえず，腎生検後 20 年以上の経過観察で IgA 腎症患者の約 40％が ESKD へと進行するとされている．

d) 診断・検査

■尿検査

- 尿異常の診断には 3 回以上の検尿を必要とする．
- 必発尿所見：持続的顕微鏡的血尿（尿沈渣：赤血球 5〜6 個/HPF 以上）
- 頻発尿所見：間欠的または持続的蛋白尿
- 偶発尿所見：肉眼的血尿（急性上気道炎あるいは急性消化管感染症後に併発することが多い．成人：20〜50％，小児：80〜95％）
- 血尿は 80％以上の患者に認められ，他の原発性慢性糸球体腎炎に比べ高頻度であること

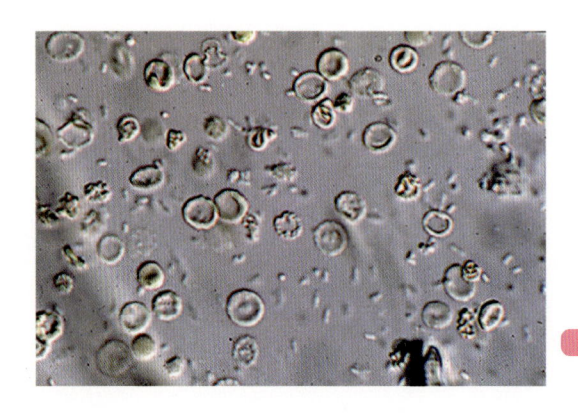

図5 尿沈渣変形赤血球（ドーナツ状・金平糖状）

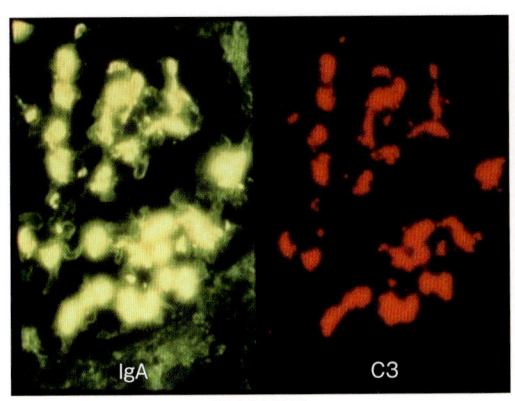

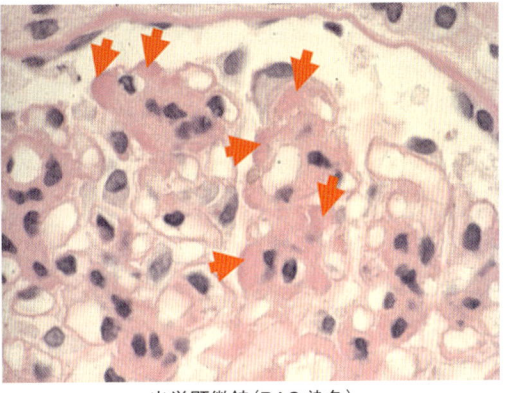

2. 慢性腎臓病（CKD）の主な原因疾患

蛍光抗体法　　　　　　　　　　　　光学顕微鏡（PAS染色）

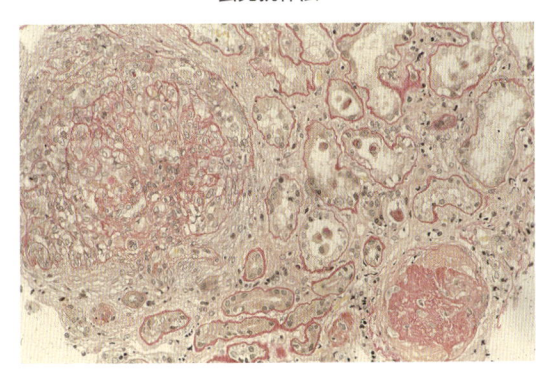

図6a IgA腎症の糸球体像　↑

←　**図6b** IgA腎症の進行症例（PAS染色）

から，本症に特徴的な症状の1つである．進行症例では，尿沈渣中に糸球体性変形赤血球が認められる（図5）．
- 蛋白尿も80％の患者に持続性に認められるが，ネフローゼ症候群（表7）を呈する頻度は10％程度と少ない．
- 約60％の患者が尿蛋白1g/日以下にとどまっているが，蛋白尿が高度なほど腎機能の予後は不良である．

■**血液検査**
- 必発血液所見：なし
- 頻発血液所見：成人の場合，半数以上の患者で血清IgA 血清315 mg/dL以上を呈する（標準血清を用いた多施設共同研究による）．

■**腎生検所見**
- 免疫組織学的（蛍光抗体法，酵素抗体法）に糸球体メサンギウム領域へのIgA（IgA1），IgG，補体C3の優位な沈着を特徴とする（図6a）．
- 光学顕微鏡的には，糸球体メサンギウム基質の拡大（増生）を伴った巣状（まだらで部分的）ないし，びまん性（全体的）メサンギウム細胞増殖性（増える）糸球体腎炎を基本としている（図6a）．増殖の程度は，微小変化に近い軽微なものから高度なものまで多彩で，これに種々の程度のボウマン嚢（糸球体を包む袋状の組織）との癒着や糸球体毛細血管壊死，半月体形成（強い糸球体の炎症時にみられるボウマン嚢上皮細胞が2層以上で半月のようにみられる病変）を伴う（図6b）．

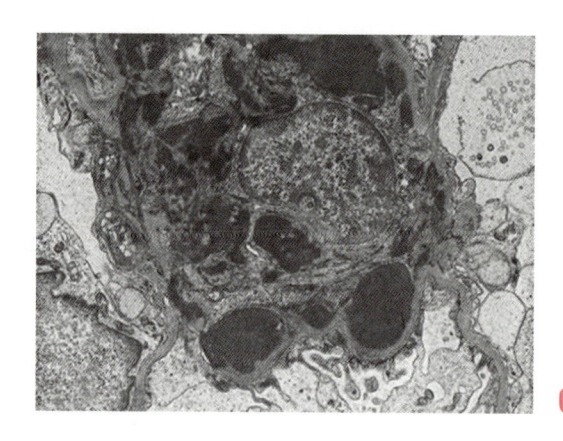

図7 IgA 腎症の電子顕微鏡像

- 電子顕微鏡的には，傍メサンギウム領域（メサンギウム近傍の部位）や糸球体基底膜（GBM）下に電子密度の高い（正常の部位よりも密度が高く黒くみえる物質）大小の半球状沈着物を高頻度に認める（図7）．
- IgA 腎症の全身血管型として，皮膚紫斑，腹痛（胃・十二指腸潰瘍），関節痛を伴う紫斑病性腎炎（IgA 血管炎）がある．しかし，IgA 腎症と紫斑病性腎炎の腎組織病変を病理組織学的に鑑別することは難しい．

2 ループス腎炎

a）病態

- 米国リウマチ学会の基準（表8）で 11 項目中 4 項目以上合致した場合には全身性エリテマトーデス（systemic lupus erythematosus：SLE）と診断される．

表8 アメリカリウマチ学会作成，SLE の診断基準 1997

1. 顔面（頬部）紅斑
2. 円板状皮疹（ディスコイド疹）
3. 光線過敏症
4. 口腔潰瘍（無痛性で口腔あるいは鼻咽喉に出現）
5. 非びらん性関節炎（2 関節以上）
6. 漿膜炎　　a）胸膜炎，または，b）心膜炎
7. 腎障害　　a）0.5 g/日以上または 3 +以上の持続性蛋白尿，または，b）細胞性円柱
8. 神経障害　a）けいれん，または，b）精神障害
9. 血液異常　a）溶血性貧血，b）白血球減少症（＜4,000/μL），
　　　　　　c）リンパ球減少症（＜1,500/μL），
　　　　　　または，d）血小板減少症（＜100,000/μL）
10. 免疫異常 a）〜c）のいずれか
　　a）抗二本鎖 DNA 抗体陽性
　　b）抗 Sm 抗体陽性
　　c）抗リン脂質抗体陽性
　　　1）IgG または IgM 抗カルジオリピン抗体の異常値
　　　2）ループス抗凝固因子陽性
　　　3）梅毒血清反応生物学的偽陽性
11. 抗核抗体陽性

上記項目 4 項目以上を満たす場合全身性エリテマトーデスと診断する

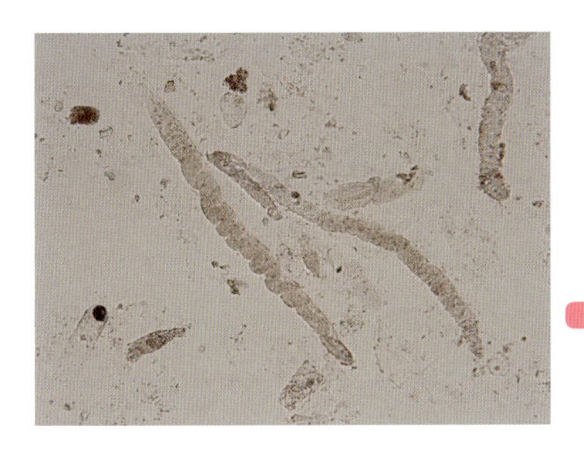

2. 慢性腎臓病（CKD）の主な原因疾患

図8 ループス腎炎でみられるテレスコープ尿沈渣（さまざまな成分が混在している）

- SLE 患者の約 50％は，ループス腎炎（lupus nephritis）と診断されている．
- 発症のピークは 20 歳代と若く約 90％は女性である．
- SLE の病因はよくわかっていないが，①遺伝的素因（HLA との関連，補体欠損症），②性ホルモンの影響，③環境因子（感染，紫外線曝露，薬剤など）が関与していると考えられている．SLE では，免疫異常（自己抗体産生など）が生じ，さまざまな症状が出現すると推測される．

b）症状・合併症

- SLE 症状（皮膚症状，関節症状，神経症状など）に加え，ループス腎炎の症状が加わる．
- ループス腎炎患者の 30 〜 60％がネフローゼ症候群を呈し，急速進行性腎炎症候群（WHO 分類：急速に腎不全が進行する．蛋白尿・血尿異常）様の症状も高率に認められる．

c）検査成績

■ 尿検査

- 蛋白尿に加え，尿沈渣（新鮮な尿を遠心後沈殿した成分）で赤血球や白血球，顆粒円柱，赤血球円柱，白血球円柱などの多彩な所見（テレスコープ尿沈渣）（図8）が認められる．

■ 血液検査

- ネフローゼ症候群[註1]（p.16 参照）を呈する患者では，血清総蛋白・アルブミンの低値を認める．
- 腎不全を呈する患者では，血清尿素窒素（serum urea nitrogen：SUN）・s-Cr の上昇や電解質異常（高 K 血症，低 Ca・高 P 血症など）がみられる．
- 免疫複合体（抗原と抗体が結合したもの）の形成により血清中の補体が消費され，低補体血症（hypocomplementemia）が認められる．

■ 腎生検

- SLE と診断され尿異常がみられる場合には，原則として腎生検がなされる．
- 糸球体病変には，障害部位により，①メサンギウムパターン：メサンギウム細胞の増加・メサンギウム基質の増生（拡大），②内皮パターン：内皮細胞障害，糸球体毛細血管内の細胞浸潤や増多，糸球体毛細血管の破壊（ワイヤーループ病変）（図9a）．図9bにみられるようなほぼ正常な糸球体病変（微小変化型ネフローゼ症候群）とは明らかに異なる，③上皮パターン：免疫複合体の上皮細胞下沈着がある．

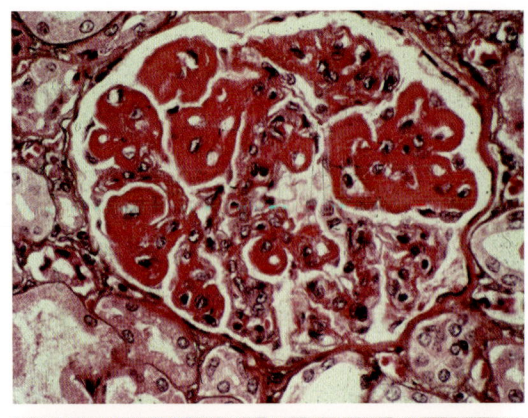

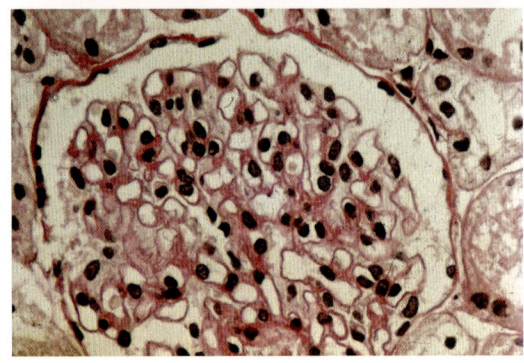

図9a　ループス腎炎（ワイヤーループ病変：PAS染色）

図9b　微小変化型ネフローゼ症候群（PAS染色）

- これらのさまざまな病変（パターン）が糸球体にみられ，1つの糸球体内にも混在して認められることが多い．
- ループス腎炎の組織分類も報告されている．

d）IgA腎症とループス腎炎の薬物療法の原則
- 軽度の蛋白尿・血尿，腎機能正常域では，抗血小板薬や止血薬の投与がなされている．
- 血尿を改善させる薬剤は少ないが，凝固・線溶系を介さない止血薬を用いることがある．腎生検前から服用することで生検後の血尿が軽度であることがある．
- 副腎皮質ステロイド単独療法か，免疫抑制薬の併用療法を行う．
- ループス腎炎では，免疫抑制薬のエンドキサン（シクロホスファミド）パルス療法も行われる．
- 高度な蛋白尿，あるいはネフローゼ症候群を呈するCGNでは，副腎皮質ステロイド薬（パルス療法），免疫抑制薬，抗凝固・線溶薬を併せて行う「カクテル療法」が行われている．
- 最近，IgA腎症では扁桃摘出術（扁摘）および副腎皮質ステロイド薬の併用療法（扁摘ステロイドパルス療法）の効果が認められている．

（註1）ネフローゼ症候群（nephrotic syndrome）
　　　アルブミンを主体とする高度の蛋白尿により低アルブミン（蛋白）血症，浮腫（むくみ）を生じ，さらに多くの場合は高コレステロール（LDLコレステロール）血症を伴う．低蛋白（アルブミン）血症により毛細血管から組織間に水分が移動し浮腫（むくみ）とな

る．組織間への水分の移動が起こると循環血液量（RBF・GFR）は低下し，レニン・アンジオテンシン・アルドステロン（RAA）系の賦活化を招き，体内へ水分が貯留し浮腫増悪の誘因になると考えられる．
- 表7の診断基準を満たした場合がネフローゼ症候群（成人）である．
- コレステロールを主体とする脂質異常症（高脂血症）の機序はいまだ明確とはいえないが，低蛋白血症による膠質浸透圧の低下は肝臓でのアルブミン合成亢進を招くと同時に超低比重リポ蛋白（VLDL）の合成も亢進する．さらに，低比重リポ蛋白（LDL）受容体の減少やリポ蛋白リパーゼ（LPL）の活性低下，尿中への高リポ蛋白（HDL）喪失による逆転送コレステロール回路の活性低下が，高コレステロール血症を著しいものにするとされている．
- ネフローゼ症候群は，一次性（原発性）糸球体障害による一次性ネフローゼ症候群と二次性（続発性）糸球体障害による二次性ネフローゼ症候群に大別される．二次性ネフローゼ症候群を呈する代表的な疾患には，糖尿病腎症，ループス腎炎，アミロイド腎症などがある．
- ネフローゼ症候群の治療は，基本的にはCGNの薬物療法に類似しているが，副腎皮質ステロイド薬がよく用いられる．
- 難治性ネフローゼ症候群では，副腎皮質ステロイドパルス療法や免疫抑制薬，RA系阻害薬，抗血小板薬を併用することがある．ときには，LDLアフェレーシスが試みられる．

C 高血圧性腎硬化症（良性，悪性）（hypertensive nephrosclerosis）

1 病態・分類

- 腎硬化症は，本態性高血圧症（essential hypertension）により腎血管系（細動脈）の障害をきたしたことによる糸球体を含めた腎組織にみられる形態学的診断名である．
- 臨床的には，良性腎硬化症と悪性腎硬化症に分けられる．
- 高血圧の罹病期間と腎硬化症の程度とは，必ずしも相関しない．
- わが国でESKDの原疾患として腎硬化症が占める割合は，約10％と報告されている．

a）良性腎硬化症（benign nephrosclerosis）
- 良性腎硬化症は本態性高血圧症の持続によって発症する．
- 腎糸球体輸入細動脈の硝子化や小葉間動脈での中膜平滑筋細胞の障害を伴う内膜肥厚がみられ，血管内腔の狭小化が認められる．
- 糸球体障害には，血管の狭窄による虚血性変化（硬化に陥り機能が廃絶した糸球体）と残存する糸球体の内圧上昇（糸球体高血圧：肥大により機能が亢進した糸球体）がかかわっている．

b）悪性腎硬化症（malignant nephrosclerosis）
- 悪性腎硬化症は，悪性高血圧症の経過中に起こる腎病変である．

- 拡張期血圧が 120 〜 130 mmHg 以上であり，放置しておくと全身倦怠感や心不全，高血圧脳症が認められる．
- 血圧の上昇により血管内皮細胞が障害され，腎内弓状動脈から輸入細動脈にかけてのフィブリノイド壊死（結合組織にフィブリンや免疫グロブリン，補体などの血液中の蛋白成分からなるフィブリン様物質が沈着し，組織が破壊された状態）や細動脈・小動脈の玉ネギ様肥厚がみられる．
- 糸球体には，毛細血管の強い血管腔閉塞による虚脱性変化がみられ，さらには糸球体硬化へと進行する．また，糸球体の強い壊死性・融解性変化を伴うことがある．
- 良性腎硬化症とは異なり，糸球体の障害はびまん性に進行する．その結果，腎血流量（renal blood flow：RBF）は減少し，傍糸球体装置からのレニン産生が亢進する．さらに，アンジオテンシンⅡが増加し，血圧は一層上昇するという悪循環をきたす．
- 高度の高血圧では，内皮細胞障害により血管内の血液凝固が促進され，血栓性微小血管障害を生じ，溶血性尿毒症症候群（hemolytic uremic syndrome：HUS）を呈することがある．

2 症状・合併症

- 良性腎硬化症では，蛋白尿は一般に軽度（1 g/ 日以下）で，ネフローゼ症候群や浮腫（むくみ）などを呈することは少ない．
- 悪性腎硬化症では，高度の高血圧による症状（頭痛やめまい，肩凝り，視力障害など）と腎機能障害による症状（浮腫，乏尿など）が特徴的である．
- 眼底出血による視力障害がみられることもある．

3 診断・検査

- 眼底には乳頭浮腫がみられる キース - ワグナー（Keith-Wagener）分類Ⅳ度（最近ではⅢ度も含む）であることが多く，視力障害から発見されることも珍しくない．
- RA 系は亢進していることが多く末梢血血漿レニン活性（PRA）の高値や二次性高アルドステロン血症を呈し，低 K 血症をきたすことがある．
- 鑑別診断すべき疾患には，腎血管性高血圧（renovascular hypertension：RVH）がある．RVH が疑われる所見としては，①家族歴がなく，高血圧の危険因子がない 30 歳以下で発症の高血圧，② 55 歳以後に発症した重症高血圧，③難治性または治療抵抗性の高血圧か，それまでの高血圧の急性増悪，④悪性高血圧で ACE 阻害薬や ARB による治療開始後の急激な s-Cr の上昇，⑤中等症から重症の高血圧で，他に説明できない腎萎縮や 1.5 cm 以上の腎サイズ（大きさ）の左右差，⑥ 50 歳以上で全身の動脈硬化を伴う中等症から重症の高血圧，⑦繰り返す肺水腫やうっ血心不全があることなどである．
- 腎動脈血管撮影は，腎動脈狭窄を確定診断する検査である．75％以上を示す腎動脈狭窄や，狭窄後の拡張がみられる 50％以上の腎動脈狭窄は，RVH を示唆する所見とされている．
- 蛋白尿を伴っている場合には RA 系阻害薬を第 1 選択薬としているが，血圧を目標値まで低下させることが重要であり，第 2 選択薬として Ca 拮抗薬や少量の利尿薬などを併用する．

2. 慢性腎臓病（CKD）の主な原因疾患

4 薬物療法の原則

- 蛋白尿を伴っていない場合やCVDを呈している場合には，Ca拮抗薬を第1選択とすることが多い．
- CKDが進展した場合のRA系阻害薬や抗アルドステロン薬（スピロノラクトン）の投与では，高K血症に注意する．
- 高K血症抑制薬を併用しつつRA系阻害薬を継続して投与することもある．

〈富野康日己〉

D 痛風腎

1 病態

- 痛風の基礎疾患である高尿酸血症（血清尿酸値 7.0 mg/dL 以上）は年々増加している．
- 高尿酸血症の頻度は男性の20～25％，女性では閉経前では1％前後，閉経後では3～5％に認められるとされている．
- 痛風腎（gouty kidney）の発症には，高尿酸血症・高尿酸尿症に加えて酸性尿が重要な役割を担っている．
- 痛風患者に高率にみられる酸性尿の背景には，インスリン抵抗性（血液中のインスリン濃度に見合ったインスリン作用が得られない状態）が存在していることが明らかとなっている．
- 痛風腎は，高尿酸血症が長期間持続し尿酸塩結晶が尿細管および間質に析出・沈着することによる尿酸塩腎症の範疇に入る．
- 痛風腎は，狭義の意味では腎実質内に尿酸塩の沈着を認めた場合に定義される．
- 痛風腎は，高率に合併する高血圧と相まって腎機能低下は徐々に進行し末期腎不全（ESKD）に陥ることが多い．
- 現在痛風腎は，透析導入患者の原疾患のなかで0.3％を占めている．
- 高尿酸血症は，pro-oxidant 作用を介して高血圧やCKDの発症・進展と関連する．
- 高尿酸血症は，RA系の亢進を介して腎機能や高血圧の悪化につながる．
- 高尿酸血症は，メタボリックシンドロームと密接に関連している．
- したがって，高尿酸血症治療は，CKDの進展を抑制する可能性がある．

2 症状

- 腎髄質への尿酸塩沈着により痛風腎では糸球体機能障害よりも腎髄質機能障害を生じることが多い．
- 蛋白尿を呈する頻度は低く，GFRも腎障害が進行してからでないと低下しない．
- 尿の濃縮機能が低下するため，希釈した尿や夜間の頻尿（夜間尿）がみられやすい．
- 痛風では20～30％に尿路結石を認めるが，結石では疼痛や背部叩打痛（CVA tenderness），血尿がみられることが多い．

3　診断・検査

- 尿濃縮能の低下が早期から認められることから，フイッシュバーグ（Fishberg）濃縮試験による最高尿浸透圧や最高尿比重は低下する．
- 尿酸はX線透過性であるため単純X線撮影で尿酸塩の沈着や結石を検出することは難しい．
- 痛風腎の超音波画像所見として，腎皮髄境界部から髄質にかけてのまだらな輝度の高い部分がみられることが特徴的である．
- 尿酸塩沈着が腎髄質に限局的に認められることが多いため，腎生検標本で尿酸塩沈着を証明することは難しい．

4　薬物治療の原則

- 第1に，高尿酸血症が尿酸産生亢進型か尿酸排泄低下型かの鑑別を行う．鑑別する簡単な方法として，尿中尿酸値を尿中クレアチニン値で除した値（％）が用いられ，50％未満であれば尿酸排泄低下型と診断できる．しかし，尿酸産生亢進型と尿酸排泄低下型の混合型もみられる．
- CKDでは，尿酸生成抑制薬の投与が原則で尿酸排泄促進薬は控える傾向にある．
- 尿酸生成抑制薬であるアロプリノールは，腎機能低下例では副作用が出やすいため少量より開始する．
- 新しい尿酸生成抑制薬であるフェブキソスタットは，中等度腎機能低下（eGFR 30 mL/分/1.73m² 以上）までは用量を調整することなく使用でき，血清尿酸値6.0 mg/dL以下への達成率および尿酸降下率について大きな違いはみられず，副作用発現の増加も認められない．
- 尿酸排泄促進薬は，中等度腎機能低下（eGFR 30 mL/分/1.73m² 以上）まででは，健常者とほぼ同様の血清尿酸値低下作用が認められている．また，尿酸生成抑制薬との少量併用も有効であるとの報告もある．
- ただし，尿酸排泄促進薬は尿路結石を生じる可能性も否定できないため十分な利尿（2L/日以上）と尿のアルカリ化が必要である．尿pH 6.2～6.8を目標に尿アルカリ化を図る．

〈大山博司〉

3 血液透析療法（CKD ステージ 5D）

A 疫学，最近の動向

- 日本透析学会が全国の透析療法施設を対象に 1968 年から毎年行っている統計調査によると，血液透析患者数は 2000 年に年間 20 万人を超え，2011 年には 30 万人を超えて，2012 年には 309,946 人となっている（図 10）．2005 年頃までは年間約 1 万人ずつ増加していたが，最近は増加の程度は年間 5 千〜 6 千人に減少している．
- 血液透析導入患者数は 1999 年には年間 3 万人を超え，その後も増加の一途を辿っていたが，2009 年頃から頭打ちとなり，2012 年は 38,165 人で前年度より 488 人減少した．
- 血液透析導入患者の第 1 位の原疾患は 1998 年にそれまでの慢性糸球体腎炎から糖尿病腎症に入れかわり，その後は糖尿病腎症が増加し続け，慢性糸球体腎炎は減少し続けている．
- 血液透析患者の死亡数は 2002 年に年間 2 万人を超え，その後も増加し続けており，2012 年は 31,110 人である．

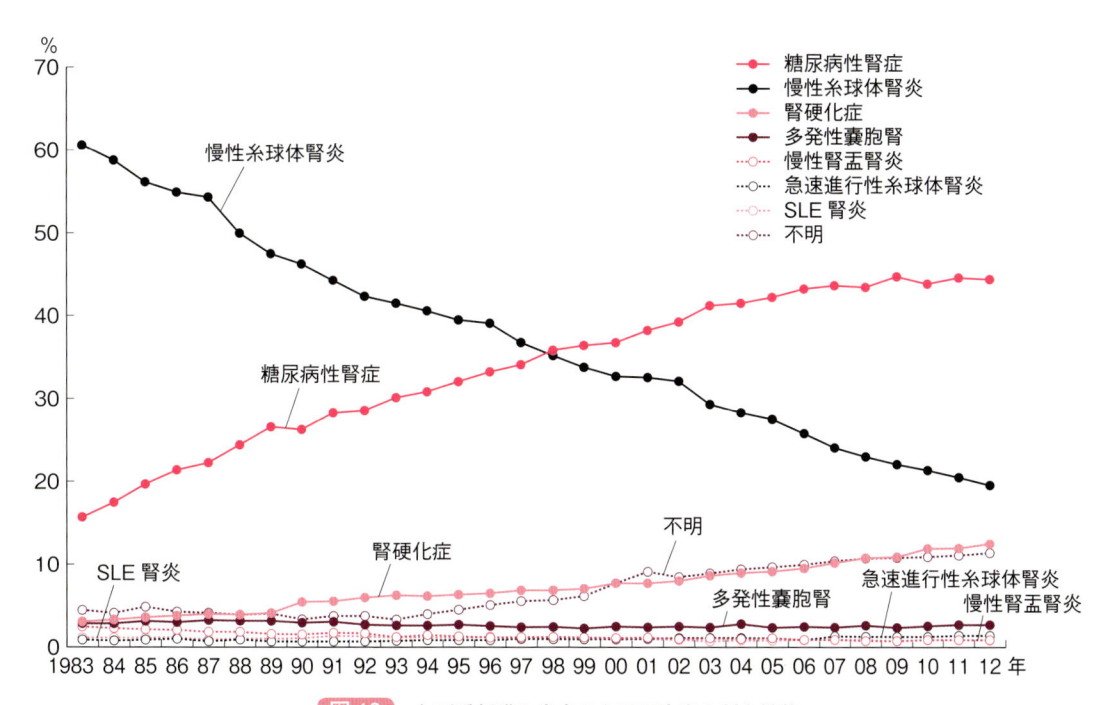

図 10 年別透析導入患者の主要原疾患の割合推移
（日本透析医学会．図説わが国の慢性透析医療の現況．2012）

B 症状・検査成績

1 症状
- 悪心，嘔吐，食思不振，下痢などの消化器症状が最も多い．全身浮腫や呼吸困難などの体液貯留に基づく症状も多く，けいれんや頭痛，意識障害などの中枢神経症状がみられる．
- その他に，四肢末梢のしびれや視力障害が認められる．

2 検査成績
■ 血液検査
- 高度の腎機能低下（SUN，s-Cr，尿酸などの上昇），アニオンギャップ増大を伴う代謝性アシドーシス，電解質異常（血清K・Pの上昇，血清Caの低下），腎性貧血，内分泌異常（PTH上昇，ビタミンD活性化低下）がみられる．

■ 画像検査
- 心拡大や腎萎縮，骨異栄養症変化が認められる．

C 透析導入条件

- 透析導入は臨床症状，腎機能評価，日常生活障害度をスコア化して用いる厚生省厚生科学研究班（1991年）が作成した慢性腎不全透析導入基準に従って決定する．

a）臨床症状
- 体液貯留（全身性浮腫，高度の低蛋白血症，肺水腫）
- 体液異常（管理不能の電解質，酸塩基平衡異常）
- 消化器症状（悪心，嘔吐，食欲不振，下痢など）
- 神経症状（中枢・末梢神経障害，精神障害）
- 血液異常（高度の貧血症状，出血傾向）
- 視力障害（尿毒性網膜症，糖尿病網膜症）

b）腎機能
血清クレアチニン（mg/dL）（Ccr mL/分）
　　　8 mg/dL 以上（10 mL/分未満）：30点
　　　5～8 mg/dL 未満（10～20 mL/分未満）：20点
　　　3～5 mg/dL 未満（20～30 mL/分未満）：10点

c）日常生活障害度
①尿毒症症状のため起床できない：高度（30点）
②日常生活が著しく制限される：中等度（20点）
③通勤，通学あるいは家庭内労働が困難：軽度（10点）

- A（臨床症状）＋B（腎機能）＋C（日常生活障害度）＝60点以上を透析導入とする．ただし，年少者（10歳未満），高齢者（65歳以上），全身性血管合併症のあるものには，10点を加算する．
- この基準は，s-Crあるいはクレアチニンクリアランス（Ccr）を用いて腎機能の指標と

3. 血液透析療法（CKD ステージ 5D）

し，臨床症状，日常生活障害度なども評価してこれらを点数化し，透析導入判定の一助とするものであり，高齢透析導入患者や血管合併症などの原疾患の変化にも配慮した優れた導入基準として評価されてきた．
- しかしながら，1991 年からすでに約 20 年が経過し，透析導入患者の平均年齢が 65 歳を超え，糖尿病腎症や腎硬化症などの全身性血管合併症をもつ頻度の高い原疾患の透析導入患者が 50％ を超えるなど，透析導入患者の現況は大きく変貌を遂げた．
- 現在，日本透析医学会において血液透析療法ガイドライン策定委員会が結成され，血液透析導入ガイドラインが見直されている．

D 急性血液浄化療法

- 急激に蓄積した病因物質を除去する治療法で，原理は一般的な血液浄化療法と同様に拡散，濾過，吸着および分離・交換である．
- 急性血液浄化療法が適応される多臓器不全などの重症度の高い患者に対しては，循環動態に与える影響を軽減するため持続的血液浄化療法（continuous blood purification：CBP）が用いられている．
- 持続的血液浄化療法には持続的血液濾過（continuous hemofiltration：CHF），持続的血液透析（continuous hemodialysis：CHD）などがあるが，最も用いられるのは持続的血液濾過透析（continuous hemodiafiltration：CHDF）である．

E 血液透析実施時の症状と対処法

- 血液透析中の症状として，不均衡症候群（dysequibrium syndrome）や血圧低下，筋けいれんが多い．
- 不均衡症候群は，透析導入時期の透析後半から終了後に起こりやすい．これは，血液中の尿素が浄化されるが，脳脊髄液からの尿素除去が遅れるため，脳脊髄液が高浸透圧となり水が引き込まれ脳浮腫状態となり，頭痛，嘔気，血圧低下，筋けいれん，倦怠感などの症状が出現するものである．
  対処法としては透析量を下げる工夫をしたり，高浸透圧液の持続投与や高 Na 透析がある．
- 血圧低下は，循環血漿量や血漿浸透圧の急激な減少が要因である．
  対処法は除水速度を緩めたり，下肢挙上や生理食塩水・高張液の投与である．
- 筋けいれんは，循環血液量の低下や血圧低下で筋肉への酸素供給が減少することや，電解質バランスの変動によって起こる．
  対処法は，マッサージや温罨法，生理食塩水・Ca 製剤の投与である．

F シャント機能不全の発見法と対処法

- シャント機能不全をいち早く発見するには，視診，触診，聴診が大切である．
- 視診は，感染による発赤と腫脹，瘤形成，静脈高血圧症を確認する．
- 触診は，吻合部から中枢側にシャント血管を指 1 本で触れることで，狭窄部位が確認で

きる．静脈高血圧症では，狭窄部位より末梢側の内圧上昇や血管が硬くなることにより拍動を触れる．
- 聴診は，狭窄部で高音の狭窄音が聴取される．また，シャント全体のシャント音が弱くなる．
- 大半の施設では，機能不全を確認するための画像機器（DSA，超音波機器）が存在しないことが多く，下記のような評価手段を利用することがすすめられる．

<シャントトラブルスコアリング（STS）第1版 ― Medical staff のために ―>

	点数
1) 異常なし	0点
2) 狭窄音を聴取	1点
3) 狭窄部位を触知	2点
4) 静脈圧の上昇 160mmHg 以上	
AVF（arteriovenous fistula）：	1点
AVG（arteriovenous graft）：	3点
5) 止血時間の延長	2点
6) 脱血不良（開始時に逆行性に穿刺）	5点
7) 透析後半1時間での血流不全	1点
8) シャント音の低下	
AVF：	2点
AVG：	3点
9) ピロー部の圧の低下	2点
10) 不整脈	1点

＊3点以上でデジタル減算処理血管造影法（digital subtraction angiography：DSA）あるいは，経皮経管血管形成術（percutaneous transluminal angioplasty：PTA）を検討する．

対処法
　狭窄に対しては，侵襲やシャント温存の観点からPTAが選択される．瘤形成に対しては，シャント破裂の危険性を判断し，危険性がある場合にはシャント閉鎖術を行う．静脈高血圧症に対しては，狭窄部位の拡張術や形成術が行われる．

G 合併症

1 循環器

a) 心不全

- 透析患者の死亡原因の第1位は，心不全である（2012年25.6％）．
- 自己管理不良による容量負荷（体重増加）や腎性貧血，シャントにより常に心不全が起こりやすく，透析患者ではいつも隣り合わせにいる状態である．
- 糖尿病患者では，冠動脈の石灰化やCa・P代謝異常などが加わりCVDによる心不全も多い．
- 心機能にはさまざまな因子が関与し，左室拡張能障害や収縮機能障害が生じ，心不全を併発する．

b) 高血圧

- 腎不全に伴う高血圧は，non-dipper型が多い．Non-dipper型では，朝方の収縮期血圧が高く，脈圧が大きく日内変動が少ない．また，夜間降圧がみられないのも特徴である．

- 病態は，体液量過剰の用量依存性とRA系のレニン依存性があるが，他の多くの因子も関与している．

c）不整脈
- 徐脈性不整脈と頻脈性不整脈が発症しやすい．要因として，心肥大や冠動脈硬化，高血圧，貧血，Ca・P代謝異常，2次性副甲状腺機能亢進症，自律神経障害などがある．透析に関連した因子として，電解質（Mg，K，Caなど）の急激な変化，pHの変化，除水による血行動態の変化，交感神経への刺激，ヘパリンによる遊離脂肪酸の上昇などがある．

2 血管病変

■ 末梢血管障害（peripheral arterial disease：PAD）
- 血液透析患者は，インスリン抵抗性が存在し，一酸化窒素の減少や酸化ストレスにより血管内皮細胞障害を起こしている．また，Ca・P代謝異常より血管壁の石灰化も生じやすい．

3 骨ミネラル代謝異常（mineral bone disease：MBD）
- 透析患者の骨代謝異常に対して以前より腎性骨異栄養症（renal osteodystrophy：ROD）という概念が用いられてきた．しかし現在では，骨だけの問題ではなく全身性疾患であるとして，CKDに伴う骨ミネラル代謝異常（CKD-MBD）という概念が用いられるようなっている．
- CKDでは骨病変だけでなく全身の血管石灰化が進行し，生命予後に大きく関与することが知られている．

4 腎性貧血（renal anemia）
- 腎性貧血の成因は，腎尿細管周囲間質細胞（エリスロポエチン産生細胞）でのエリスロポエチン（EPO）産生障害である．
- 1990年から遺伝子組換えヒトEPO（rHuEPO）製剤（ESA）が実用化した．現在は，長時間作動型のESAが臨床現場で実用化している．

5 サルコペニア（sarcopenia）
- サルコペニアは，筋肉量の減少に加えて筋力低下または身体能力低下のいずれかを併せもつ病態であり，透析患者では食事制限や通院・透析時間の拘束のため活動量の減少があり，罹患率が高いと報告されている．
- サルコペニアに当てはまる患者は，転倒の発生頻度が高く，生命予後は不良で動脈硬化性病変との関連も指摘されている．

H 予後

- 透析導入患者の高齢化，糖尿病腎症や腎硬化症の増加など予後不良な患者の導入が多くなっていることから，透析患者の死亡率は年々悪化傾向にある．

〈大山恵子〉

4 慢性腎臓病（CKD）での運動サポート

[総論]

A はじめに

- CKD 患者における運動は，蛋白尿や腎機能障害を悪化させるという懸念からこれまではあまり推奨されてこなかった．
- 運動強化と腎機能障害に関する検討がこれまで十分になされなかったため，過剰ともいえる運動制限が行われることもみられた．
- 身体の活動低下は，身体に悪影響を及ぼすとされている．特に，高齢者 CKD 患者では，身体の活動低下が歩行障害など大きな問題を引き起こすと考えられる．
- 生活活動（日常生活での身体活動）の低下や運動（健康のために計画され意図して行われる身体活動）の不足が続くと，骨格筋を中心とする除脂肪体重（lean body mass：LBM）の減少を伴い身体組成に変化が生じる．
- LBM の減少は，筋力で代表される体力や基礎代謝率の低下をもたらすとされている．
- 最近，Roshanravan B らは CKD における身体能力と死亡率の関係について報告した（J Am Soc Nephrol. 2013; 24: 822-30）．脳卒中の既往のない CKD 患者（385 名，平均年齢 61 歳，CKD ステージ 2～4，平均 eGFR 41 mL/min/1.73 m^2）を対象に，通常歩行速度，握力，Timed Up & Go Test（TUAG：椅子すわりから立ち上がり 3m 先で U ターンして再度着座するまでの時間），6 分間歩行距離（可能な限り早く歩く）の各体力テストと死亡リスクとの関連について調査した．その結果，CKD 患者では同年代の健常者に比べ下肢筋力が 30％低下していた．合併症など各種交絡因子を補正したうえで，歩行速度と死亡率をみると歩行速度が毎秒 10 cm 低下するごとに死亡リスクは 26％増加し，TUAG テストで 1 秒余分にかかるごとに死亡リスクが 8％増加することが明らかにされた．以上より，CKD 患者では下肢筋力の有意な低下を認め，それはまた死亡リスクの強い予知指標であるとしている．
- 運動制限についての臨床的なエビデンス（根拠）はなく，運動による蛋白尿の増加は一過性（約 1～2 時間）で，長期的に増加することはないとされている．
- 腎機能に関しても，運動時に GFR は一時的には低下するが，長期的な運動では腎機能障害の悪化はないとされているが，十分な注意が必要である．
- 運動の種類には，ジョギング・早歩きなどの呼吸をしながら続ける「有酸素運動」と息をとめて力を入れるような「無酸素運動」がある．
- 定期的な有酸素運動は，腎機能の低下に障害を及ぼすことはなく蛋白尿や高血圧に有効で

4. 慢性腎臓病（CKD）での運動サポート

- あるとの報告もみられている．
- 現在，運動強度に関する明らかなエビデンスが少ないため，個々の患者の腎機能と社会的活動などを考慮し，個々に検討することが望まれる．
- 特に，小児や高齢者では，極端な運動制限により体力の低下がみられるため，quality of life（QOL）を損なったり，精神的ストレスも出現する可能性があり，十分考慮する必要がある．

■長所
- CKDの急性増悪期を除いては無理のない「適度な運動」により，体力を保持することも重要である．
- 「適度な運動」の具体的な指標としては，日本腎臓学会で定めた日常の具体的な生活指導区分をAからEに分けた腎疾患患者の生活指導・食事指導に関するガイドライン（日本腎臓学会誌. 1997: 39; 1-37）がある（表9, 10）．
- CKD診療ガイド2012では，CKDの各病期を通して過労を避けた十分な睡眠や休養は重要であるが，安静を強いる必要はないとし，個々の患者では，血圧や蛋白尿，腎機能などを慎重にみながら運動量を調節する必要があるとしている．
- 運動療法は，CVDに関連する死亡や全死亡を減少させることが知られている．また，運動には減量効果だけでなく，糖尿病の新規発症や高血圧を抑制する働きがある．

表9 成人の生活指導区分表

指導区分	通勤・通学	勤務内容	家事	学生生活	家庭・余暇活動
A：安静（入院・自宅）	不可	勤務不可（要休養）	家事不可	不可	不可
B：高度制限	30分程度（短時間）（できれば車）	軽作業 勤務時間制限 残業，出張，夜勤不可（勤務内容による）	軽い家事（3時間程度）買物（30分程度）	教室の学習授業のみ 体育は制限 部活動は制限 ごく軽い運動は可	散歩 ラジオ体操程度（3〜4メッツ以下）
C：中等度制限	1時間程度	一般事務 一般手作業や機械操作では深夜，時間外勤務，出張は避ける	専業主婦 育児も可	通常の学生生活 軽い体育は可 文化的な部活動は可	早足散歩 自転車（4〜5メッツ以下）
D：軽度制限	2時間程度	肉体労働は制限 それ以外は普通勤務 残業，出張可	通常の家事 軽いパート勤務	普通の学生生活 一般の体育は可 体育系部活は制限	軽いジョギング 卓球，テニス（5〜6メッツ以下）
E：普通生活	制限なし	普通勤務 制限なし	通常の家事 パート勤務	通常の学生生活 制限なし	水泳，登山，スキー，エアロビクス

（腎疾患患者の生活指導・食事療法に関するガイドライン．日本腎臓学会誌. 1997; 39: 1-37）

表10 小児の生活指導指針

指導区分	慢性腎炎症候群	無症候性血尿または蛋白尿	急性腎炎症候群	ネフローゼ症候群
A. 在宅	在宅医療または入院治療が必要なもの	―	在宅医療または入院治療が必要なもの	在宅医療または入院治療が必要なもの
B. 教室内学習のみ	登校は可能だが腎機能の低下または蛋白尿・血尿がいずれも（2＋）以上あるもの，もしくは病状が安定していないもの	―	回復期で蛋白尿を認めるもの	登校は可能だが病状がまだ安定していないもの（病状が安定するまで）
C. 軽い運動のみ	血尿と蛋白尿が（＋）程度，蛋白尿または血尿が（2＋）程度	無症候性蛋白尿および蛋白尿・血尿で蛋白尿が（2＋）以上のもの	発症後3カ月以上経過しているもので蛋白尿陽性のもの	病状は安定したが，ステロイド治療中のもの（Dに移行するまで）
D. 軽い運動および中等度の運動のみ（激しい運動は見学）	血尿単独もしくは蛋白尿（＋）程度で変動が少ないもの	無症候性蛋白尿で常に蛋白尿が（＋）のもの 無症候性血尿で血尿が（2＋）以上のものそれ以下の尿所見で発見後3カ月以内のもの	発症後3カ月以内でわずかに血尿のみが残るもの．3カ月以上経過しても，かなり血尿が残り，病状が安定していないもの	ステロイド薬隔日投与中で寛解が維持されているもの
E. 普通生活	血尿（＋）程度，もしくは血尿（＋）で蛋白尿も（±）程度の安定しているもの	血尿（＋）もしくは蛋白尿（±）以下で尿所見が安定しているもの	発症後3カ月以上経過して微少血尿が残るもの，または尿所見が消失したもの	ステロイド薬の投与を中止して寛解が維持されているもの

注）①慢性腎炎症候群とは，病理組織学的に慢性に経過する腎炎であることが明らかな症例，およびその臨床経過からそれが推定される症例をいう．
②無症候性血尿または蛋白尿とは，健康診断における検尿で血尿または蛋白尿が発見され，その他の理学的所見，臨床検査所見に異常を認めず，腎病理所見が明らかにされていない症例をいう．

（腎疾患患者の生活指導・食事療法に関するガイドライン．日本腎臓学会誌．1997; 39: 1-37）

- CKD患者における身体活動度の低下は，CVDによる死亡のリスクでもあり，CKD患者においても運動療法は重要である．
- CKD患者では，運動不足や低栄養，炎症，尿毒症などにより，筋肉の質的・量的異常とそれに伴う身体機能の低下が認められる．
- しかし，持続的な運動は患者のactive daily life（ADL）やQOLを改善する．

■短所
- 肥満では，ESKDに至るリスクが高まったり，CKDの改善が遅れるとされている．
- 過剰な安静は多くの病態において予後を改善させず，逆に悪化させる場合もある．
- 急性増悪のCKDやネフローゼ症候群などの高度な蛋白尿を合併するCKDでの運動の是非についての明確なエビデンスはない．
- 過度な運動は，健常者であっても急性腎障害（acute kidney injury：AKI）をきたす危険

性があり，CKD 患者においては特に注意が必要である．
- 過度な運動により横紋筋融解症となり，急性尿細管壊死による AKI をきたすことが知られている．

〈富野康日己〉

B 継続できる運動をサポートするために

第 2 次健康日本 21 — 健康寿命

　　日本人の平均寿命が飛躍的に伸びているなか，健康寿命と平均寿命の差が大きく広がっている．健康寿命とは，介護を必要とせず自立して何歳まで元気にいられるかということで，健康寿命と平均寿命の差は男性が約 9 年，女性が 13 年で，介護が必要になる状態が 9 年以上にもなるといわれている．そこで，厚生労働省は，国民の健康づくりの指針となる「第 2 次健康日本 21」を公表し，健康寿命を伸ばし，介護が必要にならない日常生活が送れる期間を延ばす考えを打ち出している．

- 介護期間を短く，健康寿命を長くするためには，適切な運動を行うことが重要である．健康の維持には，栄養管理と運動・スポーツが車の両輪のように上手に回っていくことが大切である．
- しかし，長時間にわたるコンピュータを用いた作業とか，あわない靴での歩行，癖になってしまった悪い姿勢などは，疲労もたまり今後身体に大きな問題を起こしかねないので注意が必要である．
- 日頃からの正しいアライメント（姿勢）が重要である．今からでも決して遅くないので，できることから始めることが大切である．
- 特に，血液透析を受けている患者は運動する機会が少なく，筋肉の衰えも懸念されるので，血液透析中でもできる軽い運動を加える．ただし，強い運動を急に始めようとはせずに，トレーナーや医師の指示に従いゆっくりと開始する．
- もちろん，医師から運動・スポーツを禁じられている患者は，行ってはならない．

やる気スイッチを入れるために
- 継続することでの効果を示す．
- 長期的に取り組む必要性を示す．
- 何もしないことは，0 ではなく－（マイナス）になることを示す．
- 初期段階で何らかの効果を実感することが大切である．
- 汗をかいて，力む，つらいだけが運動ではないことを伝える．

身体活動を良質なものに変換するために
- 車やエレベーター，革靴のなかった時代の日常生活を意識し，健康寿命を延ばすよう努力する．
- ダラダラ歩きをシャキシャキ歩きへ
- ゆっくり動作をテキパキ動作へ
- 近道を回り道へ

- ●個々の運動履歴によっては，有酸素運動にも無酸素運動にもなる
  - ●種目で良し悪しを決めない．
  - ●無酸素運動の継続時間は短くする．
  - ●種目を限定するのではなく継続時間を目安にする．
- ●筋肉痛が苦手な方へ・筋収縮の状態について
  - ●物をもち上げたり，引っ張ったりなど，さまざまな身体活動があるが，筋収縮の状態には動的収縮・静的収縮・その他の特殊な収縮がある．したがって，運動は力こぶをつくるような収縮だけではない．
  - ●筋肉痛は，力を入れて収縮している筋肉が伸ばされる伸張性運動に起こりやすい．階段を下る動作は負荷が大きく筋線維に損傷が起こりやすくなる．逆に，階段を上がる動作は，筋肉痛が起きにくいとされている．
  - ●運動の効果を考えれば，収縮性，伸張性，両方の運動を取り入れることが大切であるが，行う側の心理状態を考え運動メニューを提案する．また，学生時代の部活動や趣味，生活習慣の違いで筋肉の発達は異なってくる．過去の運動習慣・生活習慣も考慮した運動療法を提案する必要がある．
- ●膝の痛みは，膝が原因でないこともある
  - ●膝や腰に痛みがあり，運動を控えている人も多い．関節炎などではない場合，"加齢による筋力の低下が問題"だとしても，筋力が低下するのは仕方がないと大半の人が納得しているように思われる．しかし，筋肉は何歳からでも鍛えることができる．
  - ●また，筋力の低下だけが痛みの原因ではないことが多くある．たとえば，膝にストレスがかかる原因として足関節のアライメント（姿勢）が崩れてしまうことで膝関節にストレスがかかっていたり，股関節のねじれや膝関節にかかわる筋群の柔軟性が原因となる場合も多い．
  - ●痛いからといって動かさずに安静にしていることでは，改善はみられない．年齢と重力で何もしなくても筋肉は衰えていくので，無理のない範囲で周囲の筋肉のストレッチを行い，血行をよくして関節可動域を少しずつアップしていくようにする．
  - ●不自然な動きを指摘し本人が気づくことで，改善されることもある．たとえば，片側の肩が上がった歩き方でも膝にストレスがかかる．毎日歩いている歩行だからこそ，無意識に行っていることがある．
- ●筋肉のバランス
  - ●筋肉のバランスには，柔軟性のバランスと筋力のバランスがある．身体が動けるのは，筋肉の収縮によって骨格を動かすことによるが，それとは逆方向に動かす拮抗筋群もある．
  - ●この主働筋群の動きと拮抗筋群がバランスよく動かない場合には，姿勢を歪め骨格のアライメント（姿勢）を崩してしまうことになる．
  - ●アンバランスになった主働筋と拮抗筋には，正常と弱化の場合と，正常と過剰発達の場合がある．また，左右のバランスや関連筋群のバランスもあり，今までの生活スタイル・運動履歴なども重なり，さまざまな筋肉が互いに影響しあった姿勢で骨格を動かしている．

- ●筋肉の起始・停止について
  - ●骨格筋の作用を高めるために，その筋肉の両端の骨との付着部を知ることで運動効果を高めることができる．固定されている動きの少ない方を起始（筋頭），動きの多い方を停止（筋尾）とよんでいる．
  - ●中央部分は筋腹とよばれ，両端に向かって腱や腱膜に移行していく．起始・停止の位置関係により可動域を大きくすることで，運動強度・難易度も上がり効果も増すことになる．
- ●代償運動（トリックモーション）による歪み
  - ●代償運動とは，ある動作を行ったときに正しい筋肉ではなく別の筋肉が代わりに動いてしまう動作のことである．
  - ●正しい筋肉が何らかの原因によって動けなくなっているときに，別の筋肉や動作でその筋肉を補う代償動作が行われることで，トレーニング効果の妨げになってしまったり，それが原因でコリやハリ，浮腫（むくみ），可動範囲の減少を起こしてしまう．
  - ●正しい筋肉を使うためには，以下の点が重要である．
    ① 正しいフォームで運動を行う．
    ② 使っている筋肉を把握し意識する．
    ③ 鏡など自分のフォームがみえる所で行う．
    ④ 使っている筋肉を連続してたたく（タップ）．
- ●運動の強度変換
  - ●運動メニューができてしまった場合，全く別のメニューを提案する必要はない．
  - ●より効果を上げるために運動の回数や時間を延ばすだけではなく，今できる動作に変換要素を加えることで微妙な強度の調整ができる．
  - ●強度変換は，重心を移動することで可能となる．
    例）その場の足踏み運動から，左右に動く動きをプラスすることで運動の強度が上がる．
  - ●速度を変える．
    例）ゆっくりした運動のスピードを上げることで運動強度を上げることができる．
  - ●拳上する．
    例）胸の前で行っている運動を顔の前で行うことで運動強度を上げることができる．
  - ●筋肉の参加量を増やす．
    例）片手で行っている運動を両手で行うことで運動強度を上げることができる．
  - ●筋肉の活動量を増やす．
    例）小さな動きから大きな動きに変えることで運動強度を上げることができる．
  - ●付録の運動手帳（p.45 ～）には，継続してできる運動として人気のヨガのポーズも積極的に取り入れた．各運動の導入では，初心者や準備運動として行える運動を中心に，初級では簡単なトレーニングを記載した．強度変換やセット数を調節することで幅広く利用できる．
- a）呼吸の運動
- ●呼吸も運動
  - ●身体は，1つの部位が独立して動くものではなく多くの部位と連動して動いている．たと

えば，呼吸をする肺は，呼吸に合わせて肋骨・背骨が動き胸郭を広げるが，何らかの影響で制限されると呼吸は浅くなり，呼吸で鍛えられるはずの筋肉も最大限に活動できなくなる．呼吸が浅くなり胸郭が広がらなくなると前傾姿勢となり，身体の奥にあるインナーマッスルも動きが減少するなど呼吸だけでも負の連鎖を生んでしまうことになる．逆にいえば，呼吸で身体を鍛えることもできるということになる．生まれて一番最初に行う運動は，呼吸である．1日2万回無意識に行う呼吸を運動に変えるようにする．

- 腹式呼吸では，インナーユニットとよばれる横隔膜・腹横筋・多裂筋・骨盤底筋群を鍛えることができる．これらの筋肉は，正しい姿勢を維持するのに使う筋肉である．

b）からだ伸ばし運動：関節可動域回復運動

- いつも決まった範囲での動きしかしないでいると，関節は固まりその範囲でしか動けなくなってくる．そうなると，関節の周りについている筋肉も使われなくなり，さらに硬くなってしまう．
- それぞれの関節が本来の可動範囲で動き続けられることができれば，筋肉も大きく使うことができるためエネルギーの消費量も増やすことができるようになる．
- しかし，無理をすると代償運動になってしまったり，反動を使ってしまうことで筋肉を逆に痛めてしまうこともある．
- 余分な力は抜き，動きの振動で関節を伸ばしていくようなイメージで行うことが大切である．

以下は，付録の運動手帳にまとめた項目である．

■腕の運動（導入）（p.51）
■腕の運動（初級）（p.52）
■胸・肩甲骨の運動（導入）（p.53）
■胸・肩甲骨の運動（初級）（p.54）
■お腹の運動（導入）（p.55）
■お腹の運動（初級）（p.56）
■腰・骨盤の運動（導入）（p.57）
■腰・骨盤の運動（初級）（p.58）
■お尻の運動（導入）（p.59）
■お尻の運動（初級）（p.60）
■脚の運動（導入）（p.61）
■脚の運動（初級）（p.62）

■冷え性・つり改善運動：5分間の下肢運動・ふくらはぎのマッサージ（p.63）

- 筋力アップの前に，血行・関節可動域の回復から始める．
- 下腿の筋肉の停止部分は足先で，趾骨（しこつ）の末節骨まで届いており，足指を動かすだけでも第二の心臓〔ミルキングアクション（下肢の静脈を筋肉で圧迫して心臓に還流させること）〕に有効だと考えられる．
- 現代の生活は，靴に頼り過ぎ，足本来の機能を低下してしまう．下駄から，西洋の靴にかわり，間違った靴選びで足指を使わないで歩行する人が増えている．的確に足裏に刺激が

入らないので，浮腫（むくみ）や血行不良，アンバランスな歩行になってしまったと考えられる．
- 足裏の使い方がいい加減になりバランス機能を落とすと，運動機能の低下やロコモティブシンドロームにつながる．
- 裸足のエクササイズやメゾット（運動プログラム，運動の方法）は，今後重要視され注目されると思われる．
- 現代社会では，身体が自覚していない緊張を受けていることが多い．脚をほぐすことは脚の血行をよくすることになり，筋肉も和らぎ気持ちも和らげることができる．
- 指先の筋力の目安として，足指だけで前進してみる．フローリングの木目を目安に10 cm程度を進むことができれば指先が使えていることになる．しかし，重心が後ろの人は後進してしまったり，母趾球に体重が乗ってしまう人は，足裏のアーチが下がって外反母趾もしくは内反小趾になっていることが多い．

【足のリアライメント：血行促進運動】
- 竹踏みにタオルを乗せる，もしくは厚い靴下を履いて足踏みを5～10分行う．
- 角質が厚い人は，お風呂上りに行う．
- はじめは，両手が動かない壁などにつかまって行い，バランスがとれてきたら片手・両手を離して行うと同時にバランス感覚も養え，姿勢を保つ筋肉にも刺激を与えることができる．
- ※やり過ぎると足裏の角質が固くなり，外からの刺激が入りにくくなる可能性があるため，1回10分以内にとどめる．
- ※竹踏みから降りるときは，またいで前に降りると膝に負担がかかるので，自分に足を引き付けるよう（手前に戻るよう）にする．
- ※刺激を強く感じたり，いつもよりふらつきがある場合には，一つ前の運動でとどめ，先には進まないようにする．
- ※身体の状況は日々変わる．"昨日ここまでできたから今日も大丈夫"ではなく，その日の体調にあわせた運動を行う．

■脂肪燃焼運動（p.65）
- 有酸素運動を繰り返し行うことで，脂肪が燃焼しやすい身体を作ることができる．
- 準備運動に冷え性・つり改善運動を行うことで血行がよくなり，効果をより実感できると思われる．また，筋肉トレーニングと並行することで筋肉量もアップし太りにくい身体を作ることができる．

■アクアウォーキング（アクアエクササイズ）（p.66～70）
- 活動的になってきたら，外に出る．水中運動（肥満・膝関節・腰痛に不安がある人に有効）を行う．
- 水中運動は，物理的作用として以下のような点があげられている．
    ① 温熱：末梢血管拡張，自律神経調整，疼痛緩和，新陳代謝亢進など
    ② 静水圧：静脈還流増加，呼吸機能強化
    ③ 浮力：重力の軽減

④ 粘性抵抗：筋力，心肺機能強化
- 水中運動は冷たいプールだけで行うのではなく，物理的効果は温泉療法でも実感することができる．
- 水中運動は，陸での運動に比べて心拍数が 10 〜 15 拍少ないとされている．心拍数は，水温にも左右されるので 26 〜 30℃が最適である．
- 水位は，みぞおちくらいの水位（1.1 〜 1.2 m）が最適で浮力の作用で関節にかかる負担を軽減し運動をすることができる．
- 水中で立ったとき，肩で 90％，剣状突起で 70％，腰で 40 〜 50％，大腿部で 10％体重が軽くなるといわれている．
- 水中での運動は，水圧で腹圧が自然と入るので体幹部がやさしく鍛えられる．また，体温より水温の方が低いため，陸上で行えないような心拍数が上がってしまう運動を行うことができ，消費カロリーも増やすことができる．その反面，静止している時間が長かったり運動強度を上げられないと寒さを感じてしまう．
- 胸まで水中に浸かったり，水面に胸を出すことを繰り返すことで，やさしく心肺機能を向上させることができる．
- 水中での運動は，水温と水圧の関係で筋肉痛が起こりにくいが，水中でのストレッチは体温を奪われるので短時間ですませる．運動が足りなければ，陸に上がり身体を温めた状態で行う．
- 水温で毛穴が閉まり，運動初心者が効果の目安とする汗が出にくい．水中運動後にトイレに行きたくなれば，しっかり汗がかけた目安になる．そのために，水中運動では水分補給がしにくいので，水中運動の 30 分前から水分補給を始めることがすすめられる．

アクアウォーキングの基本動作

- まっすぐ歩く．
- 踵から着地するように，大股で足を出す．
- 滑りやすいプールでは，アクアシューズを使う．
- 手足が左右交互になるように手を遠くに出す．
- 手は前に伸ばしてから後ろに引いた後，空中は通らず，水中を通って前に戻す．
- 力む動作では，息をこらえずゆっくりと息を吐く．
- 運動が複雑・早くなってくると踏み込む足が浮力に邪魔され，踵が床におろしづらくなる．つま先立ちを続けるとふくらはぎがつりやすくなるので注意する．
- 水中では，スピードを上げるだけではなく，ゆっくり大きな動作でも強度を上げることができるのでほどよい強度をみつけやすい．

■階段運動
- 運動に慣れてきて，負荷を増やしたトレーニングである．

■椅子の運動（p.72）
- 腰・膝などが痛い人にもできるトレーニングである．

■正しい歩き方（p.73）
- おすすめウォーキング：1 km を 15 〜 20 分が目安である．

- 筋力・心肺機能アップウォーキング：1 km を 10 〜 15 分が目安である．
- 杖での歩行でも，正しい歩き方を意識することは重要である．転倒防止から杖の歩行になり，杖に頼ることでさらに脚力低下・アライメント（姿勢）を崩した歩行になり，逆に転倒しやすい身体作りを促進してしまっている．

〈山田美紀〉

[各論]

A 糖尿病患者への運動サポート

- 運動療法は，食事療法，薬物療法と並ぶ重要な治療法だといわれているが，十分にはなされていない．
- 糖尿病患者にとって運動は，血糖低下効果があるとされている（表11）（日本糖尿病学会，編．糖尿病治療ガイド 2012-2013 血糖コントロール目標改訂版．東京：文光堂; 2012. p.29）．
- 1回の運動による急性効果と日々のトレーニングの継続による慢性効果がある．急性効果としては，運動による筋肉の収縮でブドウ糖や脂肪酸が利用され血糖を低下させる．慢性効果では，骨格筋における glucose transporter 4（GLUT4）を活性化することでインスリン抵抗性の改善に役立つとされている．
- 運動することでインスリン感受性を高めることができるので，定期的に運動することが大切である．
- 運動は，加齢による筋萎縮や骨粗鬆症の予防，高血圧や脂質異常症の改善に役立つ．
- 運動は，筋力の維持のみならずストレスの解消や気分転換にも役立つ．
- 一般に運動療法は，継続する習慣を得るため以下の点が重要とされている．
  ① 時間や場所にとらわれず1人でもできる運動である．
  ② 運動強度として軽く額に汗がにじむくらいの息が上がらない程度である．
  ③ 最適と考えられる運動は歩行運動（ウォーキング）であり，可能なら1日 8,000～10,000 歩を目標とする．
  ④ 運動の時間は強度による．一般に強度が高ければ 5～30 分程度，低ければ 20～120 分程度がよいとされている．
  ⑤ 週に1回行う程度の運動では効果が出にくいため，筋力や心肺機能を改善するには，週に 3～4 回の運動が必要である．
- しかしながら，体調や合併症の存在によっては運動療法自体が悪影響を及ぼす可能性もある．

表11 運動には次のような効果がある

1. 運動の急性効果として，ブドウ糖，脂肪酸の利用が促進され血糖値が低下する．
2. 運動の慢性効果として，インスリン抵抗性が改善する．
3. エネルギー摂取量と消費量のバランスが改善され，減量効果がある．
4. 加齢や運動不足による筋萎縮や，骨粗鬆症の予防に有効である．
5. 高血圧や脂質異常症の改善に有効である．
6. 心肺機能をよくする．
7. 運動能力が向上する．
8. 爽快感，活動気分など日常生活の QOL を高める効果も期待できる．

（日本糖尿病学会，編・著．糖尿病治療ガイド 2014-2015．東京：文光堂; 2014. p.43）

- したがって，以下に示すような患者では特に注意が必要である．
    ① 尿中ケトン体陽性（中等度以上），かつ高度な高血糖（空腹時血糖値 250 mg/dL 以上）である．
    ② 低血糖発作がみられる．
    ③ 増殖糖尿病網膜症による眼底出血が眼科医で確認されている．
    ④ 糖尿病腎症での持続性蛋白尿がみられる．
    ⑤ 腎不全の状態（血清クレアチニン　男性 2.5 mg/dL 以上，女性 2.0 mg/dL 以上）である．
    ⑥ 重篤な糖尿病自律神経障害がある．
    ⑦ 糖尿病壊疽がある．
    ⑧ 急性感染症を合併している．
    ⑨ 骨・関節疾患を合併している．
    （日本糖尿病学会, 編. 糖尿病治療ガイド 2012-2013 血糖コントロール目標改訂版. 東京: 文光堂; 2012. p.45 を一部加筆）．

B 1型糖尿病患者への運動サポート

- 1型糖尿病は膵ランゲルハンス島β細胞の破壊による絶対的インスリン不足により起こるため，運動によるインスリン分泌能自体の回復という効果は期待できない．
- 1型糖尿病は，インスリン注射によりインスリンを補充し調整しているため，運動により体内のエネルギーの生産と消費のバランスが崩れることになる．そのため，激しい低血糖や高血糖の原因になりうる．
- 特に激しい運動をするときには，①自己血糖測定を行って血糖の状態をモニターする，②運動前のインスリン投与量を減量する，③捕食などで低血糖を予防する，④高度な高血糖のときは，運動自体を制限するなどの注意が必要である．
- インスリンの働きを強めるには有酸素運動が適しているので，軽度から中等度の運動を定期的に長時間行うことが望ましい．
- 無酸素運動や厳しすぎる運動は，逆にアドレナリンなどの分泌を高め血糖値が上昇することがある．
- 運動の時間帯と頻度については，中等度の運動でも長時間行っていると低血糖を起こすリスクが高まるため，眠前や食前，夕食後の運動はあまりすすめられない．
- 運動は原則として食後に実施する．インスリン治療を受けている1型糖尿病患者では低血糖の危険性が高いため，食前には行わないほうが望ましい．
- 週3回以上の運動を心がけ，できるだけ規則正しい時間帯に毎日運動することが基本である．

C 2型糖尿病（腎症前期）患者への運動サポート

- 運動は，インスリン感受性を増大させる（インスリン抵抗性の改善）ので，2型糖尿病の治療に有効である．

- 運動で減量することは，高血圧や脂質異常症の改善にも有効である．しかし，運動のみでは消費するエネルギーはそれほど多くはないので，食事療法や薬物療法も治療の両輪としてしっかり行うことが重要である．
- 最大酸素摂取量（VO₂ max）の50％程度（50歳代以下では脈拍数120/min程度とされる）の有酸素運動を1回30分程度，週3日以上行うのがよいとされている（豊田雅夫, 藤井穂波. In: 富野康日己, 編著. スマート栄養管理術123. 東京: 医歯薬出版; 2014. p.95-102）.

D 糖尿病腎症患者への運動サポート

- 長期的な有酸素運動が糖尿病腎症に対して好影響をもたらすか否かは確立されていない．
- 一般に微量アルブミン尿が出現しても，GFRが低下していなければ運動を行ってもよいとされている．
- 糖尿病腎症第1期（腎症前期）～第2期（微量アルブミン尿期）までは特に運動療法の制限はない．第3期（顕性蛋白尿）以降であっても日常レベルの歩行などは可能であると思われる．
- しかし，一方で糖尿病腎症では運動が蛋白尿を増やすことが知られているため，運動強度・時間の調整は個々の患者で必要である．
- 腎不全に進展した状態（eGFR 30 mL/min未満）や浮腫（むくみ）が強い場合には，運動を制限もしくは禁止したほうがよいとされている．
- 透析療法期（第5期）については，軽い運動とし過激な運動は禁止されている（船曳和彦, 篠宮真理. In: 富野康日己, 編著. スマート栄養管理術123. 東京: 医歯薬出版; 2014. p.124-31）.

E 慢性腎炎症候群患者への運動サポート

- 慢性腎炎症候群（血尿，蛋白尿，高血圧を有し，腎機能障害が進行する腎疾患群：主に慢性糸球体腎炎）の進行は一般的に緩徐である．そのため，どの程度の運動が必要なのかを判断することは難しく，運動サポートのうえで問題となっている．
- 慢性腎炎症候群に対する運動サポートについて，はっきりとしたエビデンスがないのが実情である．
- また，慢性腎炎症候群の安静度についても，確立されていない．しかし，入院中の安静状態の1日尿蛋白量は，外来診察時の1日尿蛋白量に比べ明らかに減少するといった現象が認められる．
- 運動制限は，臨床症状（浮腫，高血圧など）と残存腎機能の程度によるが，基本的には禁止されるものではない．しかし，腎臓は心拍出量の20～25％の血流が流れているため，寝た状態よりも立位状態が長時間続くと腎臓へ流れる血流量が低下し腎臓への負担（虚血状態）は増すと考えられる（鈴木 仁, 増田 稔. In: 富野康日己, 編著. スマート栄養管理術123. 東京: 医歯薬出版; 2014. p.117-23）.
- 運動は減量効果だけでなく，糖尿病の新規発症や高血圧を抑制するとされている．
- CKD患者の身体活動の低下は，CVDによる死亡や全死亡のリスクであり，慢性腎炎症候群患者においてもある程度の運動が有効である．

- 運動量については，軽い運動は問題ないが，競争スポーツ（点数や時間を競うようなスポーツ），長時間にわたるもの，高温下・寒冷下でのスポーツなどは避けるように指導する．高温下での長時間にわたるスポーツは発汗過多による脱水，寒冷下での長時間にわたるスポーツは，血圧の上昇や感冒などの慢性腎炎症候群を含めた CKD 全般の増悪因子を増すことになりやすい．
- 学校での体育の授業は，激しいものでなければかまわないとされている．
- 運動で疲れたら横になって休むことを心がける．
- 腎機能の急速な悪化やネフローゼ症候群などの高度な蛋白尿を呈する場合には，運動は控える．

F ネフローゼ症候群患者への運動サポート

- 運動により腎血流量や老廃物の濾過は亢進することが知られており，ネフローゼ症候群のように高度な蛋白尿がすでにみられている患者では，運動により尿蛋白はさらに増加する．
- 入院によりベッド上安静にすると尿蛋白量は減少することより，過度の運動負荷は明らかにネフローゼ症候群を悪化させると考えられる．
- 日本腎臓学会の「腎疾患患者の生活指導・食事療法ガイドライン」（1997 年）では，病期ごとに推奨される運動制限が提示されている．ネフローゼ症候群の治療導入期では「安静」，治療後でもネフローゼ症候群が持続する患者では「高度運動制限」が必要とされている．しかし，運動制限の有効性を支持する明確なエビデンスがないのも事実である．
- このガイドライン（1997 年）では，安定したネフローゼ症候群の患者には軽度の運動（5～6METs）を定期的にすることをすすめている．ただし，運動の程度は患者ごとに，病期・病態によって異なるため，蛋白尿の程度や腎機能の推移をみながら判断し，悪化しない程度で指導することがすすめられる（鈴木祐介，増田 稔. In: 富野康日己, 編著. スマート栄養管理術 123. 東京: 医歯薬出版; 2014. p.132-6）．
- 逆に，長期安静や高度な運動制限は，筋力や運動能力を低下させ，生活の質（QOL）を悪化させることになる．
- 高度なネフローゼ症候群では深部静脈血栓症（deep vein thrombosis：DVT）を起こしやすく，過度な安静（常に決まった体位での長時間の安静）はそのリスクをさらに悪化させることがある．したがって，入院中の治療導入期であってもベッド上の絶対安静は避けるべきであり，両下肢を定期的に動かすことなどをすすめている．

G 高血圧症患者への運動サポート

- 重症高血圧のため医師から運動が禁じられている患者以外の高血圧症患者では，適度な運動を行うことにより降圧がみられている．
- 高血圧の運動療法に適しているのは，有酸素運動である．そのなかで一番よいのはウォーキングであり，早歩きで息切れしない程度がよいとされている．また，水泳や水中散歩は，浮力で体が楽になり動かすことができるので，心肺機能や体温調整機能の改善によいとされている．

- 運動の程度では，脈拍が参考になる．まず，3〜4分間運動をしたら，一時休んで15秒間脈拍数を測定する．その値を4倍にして1分間の脈拍数を簡便に計算する．適度な1分間の脈拍の目安は，30歳代120〜125回，40歳代115〜120回，50歳代105〜115回，60歳代100〜110回とされている（富野康日己, 増田 稔. In: 富野康日己, 編著. スマート栄養管理術123. 東京: 医歯薬出版; 2014. p.153-7）．

〈富野康日己〉

H 痛風腎患者への運動サポート

- 高インスリン血症もしくはインスリン抵抗性と血清尿酸値は相関することが，報告されている．
- インスリンは近位尿細管でのNa再吸収を促進すると同時に尿酸トランスポーターであるURAT1を刺激して尿酸の再吸収を促進し尿酸排泄低下型高尿酸血症を招く．
- 一方，内臓脂肪蓄積があるとペントースリン酸回路が活性化されプリン体合成の亢進を介して尿酸産生が増加するといわれている．このため肥満患者へは，食事療法に加えて運動療法の指導が必要である．その際は，心機能の評価を事前に実施すべきである．
- 過度な運動や無酸素運動は，急激なATPの分解を伴うことや腎血流量の低下，産生される乳酸などの有機酸が腎からの尿酸排泄を阻害すること，交感神経亢進によって肝で尿酸産生が増大し腎での尿酸排泄が低下することなどによって血清尿酸値の上昇を招く．
- 有酸素運動の範囲内であれば，血清尿酸値が上昇しないことが報告されている．このため激しい運動や無酸素運動は避け，嫌気性代謝閾値にほぼ相当する最大酸素摂取量の60％の強度を超えない運動を行えばよい．
- 適正な体重（BMI 25未満）を目標にし，週3回程度の軽い運動を継続して行うことがすすめられている．
- ウォーキングやサイクリング（エアロバイク），水泳などの有酸素運動は尿酸値に影響を与えず，体脂肪（BMI）の減少に伴ってインスリン抵抗性が改善するとされている．さらに，有酸素運動は血圧の低下，血清トリグリセリド（TG）値の低下，HDL-コレステロール値の上昇，耐糖能の改善など高尿酸血症・痛風の患者に合併しやすいメタボリックシンドロームの種々の病態を改善させるとされている．
- 痛風発作中の患者を除き運動を禁止することはない．痛風発作間欠期であり，血清尿酸値が良好に管理されている患者に対しては運動を推奨する．最大酸素摂取量の60％程度に相当する運動強度の目安として実地臨床として〔220－年齢×0.65〕/分で求められる脈拍数を用いることができる．運動中の脈拍数は，運動中断直後に15秒間脈拍数を実測し，これを4倍して1分間の脈拍数を推定する．初期においてはトレッドミルやエアロバイクを用いて脈拍数を測定しながら適切な運動強度を設定することが望ましい．
- 脈拍数の測定が難しい場合や脈拍数での評価が適当でない場合は，主観的な疲労感〔RPE: rating of perceived exertion（主観的運動強度）〕から推定することもできる．60％強度に相当する運動中は「楽である」から「ややきつい」までの運動強度として感じられる．これは，ボルグ（Borg）RPEスケールの11〜13に相当する．

- 痛風発作に罹患した関節に対する過度の負荷は，避けることが望ましい．このため上下運動が加わるジョギングや急なストップや方向転換を伴うテニスなどの球技は，関節や筋肉への負担を強いる危険がありすすめられない．
- 運動前後に適切なストレッチを実施することが望ましい．運動中や運動後に十分な水分補給を行うことがすすめられる．
- 運動時間は，1日に20～60分間の継続する運動であることが望ましい．この時間が耐えられない場合は，10分間の間欠的運動で計20～60分間の運動を行うようにする．頻度については，運動効果は中止すると速やかに消失しやすいことから中断しないことが大切であり，週3回以上行うようにする．疲労感や強い筋肉痛を感じる場合は休息日をとることがすすめられる．

〈大山博司〉

D 高齢者低栄養患者への運動サポート

- 最近，高齢者の自立障害に関わる問題としてサルコペニア（sarcopenia）とロコモティブシンドローム（locomotive syndrome）が注目されている．
- 高齢者の足腰の痛みの有病率は20～30％程度にみられ，QOLに影響を及ぼしているとされている．
- サルコペニアとは，進行性および全身性の骨格筋肉量・骨格筋力の低下を特徴とする症候群である．サルコペニアとはギリシャ語で，肉を表わすsarx（sarco）と喪失を意味するpeniaを組み合わせた筋肉の喪失という造語といわれている．
- ロコモティブシンドロームとは，日本整形外科学会を中心に提唱された「運動器（手足や腰）の問題により介護が高まった状態」と定義されている．
- サルコペニアやロコモティブシンドロームを予防するためには，食事療法と運動療法が最も重要である（木所昭夫, 植田雄希. In: 富野康日己, 編著. スマート栄養管理術 123. 東京: 医歯薬出版; 2014. p.206-12）．
- 運動は，生活のなかにうまく取り入れ継続して行うことが大切である．しかし，高齢者の運動機能は個人差が大きいので，個々の患者に合わせて行う．
- 有酸素運動は，ウォーキングや水泳といった運動がすすめられる．有酸素運動は筋線維の減少や萎縮に対し効果は乏しいが，心血管系機能の向上と持久力の改善に効果があるとされている．
- 運動療法は，蛋白質合成の活性化を促進し脂肪を燃焼させるために有効であり，肥満や身体のバランス障害，転倒リスクの改善に有用である．
- 週に3日から5日程度，20～60分を目安に行う．
- 筋力トレーニングは，レジスタンス運動ともいわれ，自身の体重やチューブ，ダンベルなどを利用して行う運動である．これは，筋線維の萎縮を予防し筋肉量を増加させる効果がある．
- 日常に欠かせない脚筋や腹筋のトレーニングを中心に週2回から3回程度行うことがすすめられている．しかし，体調を考慮し決して無理はせず運動を楽しむ姿勢が好ましい．

J 慢性腎不全（保存期）患者への運動サポート

- 保存期慢性腎不全（chronic renal failure：CRF，進行したCKD G4・5）患者では，全く運動をしてはいけないというのではなく，むしろ血圧や尿蛋白量，腎機能（CKDステージ）に見合った運動を積極的に行うことがすすめられている．
- 「CKD診療ガイド2012」には，個々の患者に応じた運動量の指針はない．
- 「腎疾患の生活指導・食事療法ガイドライン」（1997年）では，腎機能をクレアチニンクリアランス（Ccr）値で分類している．腎機能正常はCKDステージG1，腎機能軽度低下はCKDステージG2の一部，腎機能中等度低下はCKDステージG2の一部とG3aの一部，腎機能高度低下はCKDステージG3aの一部とG3b，腎不全期はG4とG5の一部，尿毒症期がG5の一部と考えられる（表12）.
- 腎機能高度低下（CKDステージG3aの一部とG3b）では，軽いジョギングや卓球などがすすめられている．
- 腎不全期（CKDステージG4とG5の一部）では，速足の散歩や自転車などがすすめられる．

表12 腎疾患患者の生活指導・食事指導に関するガイドラインの腎機能分類とCKDステージの関係

生活・食事ガイドライン	クレアチニンクリアランス（mL/分）	CKDステージ	eGFR（mL/分/1.73 m²）
腎機能正常	≧91	G1	≧90
腎機能軽度低下	90〜71	G2	89〜60
腎機能中等度低下	70〜51	G2／G3a	59〜45
腎不全高度低下	50〜31	G3a／G3b	44〜30
腎不全期	30〜11	G4	29〜15
尿毒症期	10〜 透析前	G5	≦14
		G5D	透析導入後

（日本腎臓学会, 編. CKD診療ガイド2012. 腎疾患患者の生活指導・食事指導に関するガイドラインより作成, 一部改変）

- 尿毒症期（CKDステージG5で透析をしていない）では，過度な運動は禁止し散歩やラジオ体操などがすすめられる（清水芳男, 増田 稔. In: 富野康日己, 編著. スマート栄養管理術123. 東京: 医歯薬出版; 2014. p.142-52）．

〈富野康日己〉

K 血液透析療法での運動サポート

- 透析中の運動は，血圧が安定している透析開始より約1時間後を目安に行う．
- 医師や医療スタッフがいるので安全・安心に運動を行うことができる監視型運動療法である．
- シャント側の腕には十分注意して行う．
- 継続的な運動習慣が大切である．
- はじめは5分間程度から行い，慣れてきたら1時間程度行えるように体力アップを目指す〔山田美紀. アライメント（姿勢）の重要性とは？ In: 富野康日己, 編著. スマート栄養管理術123. 東京: 医歯薬出版; 2014. p.242-7〕．

①ツイスト：仰臥位（あおむけ）となり，両足を左右に動かす（ストレッチ）．
②底背屈：仰臥位（あおむけ）のまま，両足底を体幹側と足先側に伸ばす（底背屈）．底背屈は，脹脛の柔軟性アップにつながる．
③オープン・クローズ：仰臥位（あおむけ）のまま，両下肢を左右に開く．オープン・クローズは，下肢筋肉保持のカギとなり内転筋の筋力アップにつながる．
④モモ上げ：仰臥位（あおむけ）のまま，両膝を左右交互に曲げる．これは，腹筋・下肢の筋力アップにつながる．
⑤バイバイ：両足を左右にぶらぶらゆする．これは，リラクゼーションに有効である．

＜大山恵子, 山田美紀, 内田広康＞

■ 参考文献

1) 富野康日己, 編著. かかりつけ医と専門医のための CKD 診療ガイド. 東京: 中外医学社; 2009.
2) 佐藤祐造, 編著. 糖尿病運動療法指導マニュアル. 東京: 南江堂; 2011.
3) 日本腎臓学会, 編. CKD 診療ガイド 2012. 東京: 東京医学社; 2012.
4) 日本糖尿病学会, 編. 糖尿病治療ガイド 2012-2013 血糖コントロール目標改訂版. 東京: 文光堂; 2013.
5) 富野康日己. メディカルスタッフのための腎臓病学. 東京: 中外医学社; 2013.
6) 富野康日己. MR のための腎臓病学. 東京: 中外医学社; 2013.
7) 富野康日己, 編著. スマート栄養スポーツ管理術 123. 東京: 医歯薬出版; 2014.
8) 日本腎臓学会, 編. エビデンスに基づく CKD ガイドライン 2009. 東京: 東京医学社; 2009.
9) Heiwe S, Jacobson SH. Exercise training for adults with chronic kidney disease. Cochrane Database of Syst Rev. 2011, Issue 10. Art. No.: CD003236. doi: 10. 1002/14651858. CD003236. pub2.
10) 腎疾患患者の生活指導・食事療法に関するガイドライン. 日腎会誌. 1997; 39: 1-37.
11) 富野康日己, 監修. 腎臓病に克つ生活読本, 名医の図解. 東京: 主婦と生活社; 2009.
12) Fiaccadori E, Parenti E, Maggiore U. Nutritiona support in acute kidney injury. J Nephrol. 2008; 21: 645-56.
13) 日本腎臓学会, 編. CKD 診療ガイドライン 2012. 日腎会誌. 2012; 54: 1031-189.
14) 日本腎臓学会企画委員会小委員会「食事療法ガイドライン改訂委員会」. 慢性腎臓病に対する食事療法基準 2007 年版. 日腎会誌. 2007; 49: 871-8.
15) 厚生労働省ホームページ, 栄養指導
www.mhlw.go.jp/bunya/shakaihosho/iryouseido01/pdf/info03k-04.pdf
16) O'Connor GT, Buring JE, Yusuf S, et al. An overview of randomized trials of rehabilitation with exercise after myocardial in farction. Circulation. 1989; 80: 234-44.
17) Hambrecht R, Niebauer C, Marburger C, et al. Various intensities of leisure time physical activity in patients with coronary artery diseases: effects on cardiorespiratory fitness and progression of coronary atherosclerotic lesions. J Am Coll Cardiol. 1993; 22: 468-77.
18) 高尿酸血症・痛風の生活指導. In: 日本痛風・核酸代謝学会ガイドライン改訂委員会, 編集. 高尿酸血症・痛風の治療ガイドライン 第 2 版. 東京: メディカルレビュー社; 2010. p.110-2.
19) バスキュラーアクセス—作製・管理・修復の基本方針. 臨床透析. 2011; 27(7).
20) 特集: 透析患者の下肢切断をなくすために 末梢動脈疾患（PAD）の診断と治療. 臨床透析. 2010; 26(7).
21) 秋葉 隆, 編集. 新しい診断と治療の ABC38 透析合併症. 大阪: 最新医学社; 2012.
22) 日本医師会, 編. 高血圧診療のすべて. 東京: 診断と治療社; 2013. p.142.
23) 図説わが国の慢性透析療法の現況 2012 年 12 月 31 日現在. 日本透析医学会.
24) 特集: バスキュラーアクセスの進歩と課題. 臨床透析. 2009; 25(8).
25) 日本透析医学会. 慢性腎臓病に伴う骨・ミネラル代謝異常の診療ガイドライン. 透析会誌. 2012; 45: 301-56.

5 運動手帳─導入・初級編

- 運動を始める前に……………………………………………………………………… 46
- 呼吸の運動〜1日2万回行う呼吸が運動に！1日1分から始めましょう〜 ………… 47
- からだ伸ばし運動〜柔らかい筋肉で怪我の予防！を目指して〜…………………… 48
- 腕の運動（導入）〜バランスを崩した時にさっと手が出る！を目指して……… 51
- 腕の運動（初級）〜自分の身体を支えられる！を目指して〜…………………… 52
- 胸・肩甲骨の運動（導入）〜肩凝り予防！を目指して〜………………………… 53
- 胸・肩甲骨の運動（初級）〜四十肩・五十肩予防！を目指して〜……………… 54
- お腹の運動（導入）〜便秘解消！を目指して〜…………………………………… 55
- お腹の運動（初級）〜全ての動きの中心．動きの安定！を目指して〜………… 56
- 腰・骨盤の運動（導入）〜歩行の安定・ポッコリお腹解消！を目指して〜…… 57
- 腰・骨盤の運動（初級）〜正しい姿勢の安定！を目指して〜…………………… 58
- お尻の運動（導入）〜腰・脚の疲れを解消！を目指して〜……………………… 59
- お尻の運動（初級）〜腰・脚の筋力アップ！を目指して〜……………………… 60
- 脚の運動（導入）〜歩行の安定・疲れにくい身体！を目指して〜……………… 61
- 脚の運動（初級）〜脂肪燃焼・基礎代謝アップ！を目指して〜………………… 62
- 冷え性・つり改善運動
  〜脂肪燃焼・血行改善・冷え性改善・つり予防！を目指して〜………………… 63
- 脂肪燃焼運動〜脂肪燃焼・心肺機能向上・基礎代謝アップ！を目指して〜…… 65
- アクアウォーキング〜脂肪燃焼・体温調整機能向上・基礎代謝アップ！を目指して〜 66
- アクアエクササイズ〜脂肪燃焼・心肺機能向上・基礎代謝アップ！を目指して〜… 68
- 階段運動〜脂肪燃焼・心肺機能向上・基礎代謝アップ！を目指して〜………… 71
- 椅子の運動※膝が痛い時に無理をしないための運動……………………………… 72
- 正しい歩き方〜脂肪燃焼・心肺機能向上・基礎代謝アップ！を目指して〜…… 73
- ○日後の身体チェック………………………………………………………………… 74
- 毎日の身体チェック記入例…………………………………………………………… 75
- 毎日の身体チェック…………………………………………………………………… 76

*運動がかなり楽・比較的楽な場合は，セット数を増やしましょう．
　運動がきつい場合は，無理をせず，できる範囲で行いましょう．

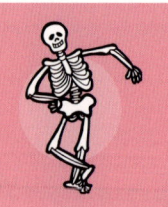

運動を始める前に...
下記を必ずお読みください。

・医師に相談をする。
・体調がすぐれない時は、休む。
・天候の悪い時は、無理をしない。

☐下記の症状がある時は、無理に行わない。
　・風邪気味
　・微熱
　・下痢
　・嘔吐
　・吐き気
　・だるさ
　・動悸
　・睡眠不足

☐運動中に下記の症状があった場合は、
　直ちに運動を中止し医師の診察を受けるようにしてください。
　・動悸
　・激しい息切れ
　・めまい
　・冷や汗

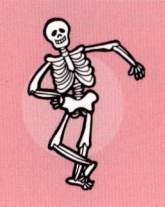

呼吸の運動

～1日2万回行う呼吸が運動に！1日1分から始めましょう～

腹式呼吸

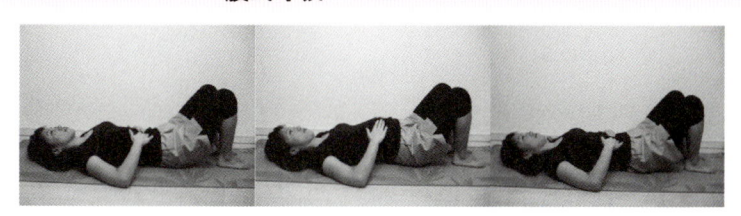

膝を立て、腰が浮かないように床に身体を預ける。鼻から息を吸ってお腹を横に膨らませる。
※お臍を天井に上げるイメージではありません。
口から蜘蛛の糸を天井に吹き付けるようにゆっくりと息を吐き、お腹を中央に寄せる。
慣れてきたら、5秒で吸って、7秒かけて吐きましょう。

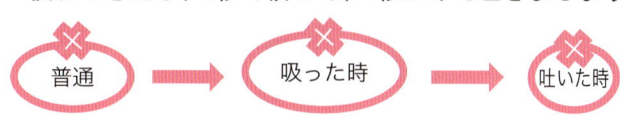

普通　→　吸った時　→　吐いた時

胸の呼吸

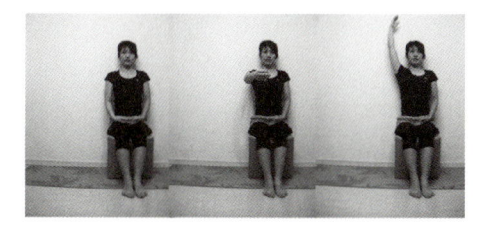

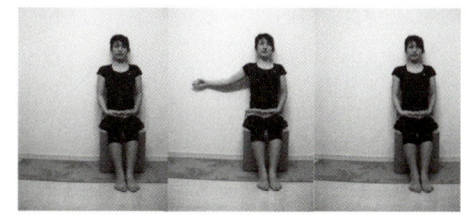

背骨を真っ直ぐに姿勢を整え、腕を上げると同時に鼻から息を吸い、脇腹を伸ばす。
口から息を遠くに吐くように背筋を伸ばしたまま腕を元に戻す。

次に、腕を横に広げると同時に鼻から息を吸って、胸を開く。
口から息を遠くに吐くように背筋を伸ばしたまま腕を元に戻す。

慣れてきたら、両手で行いましょう。

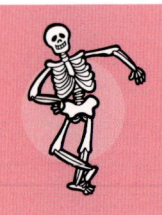

からだ伸ばし運動

~柔らかい筋肉で怪我の予防！を目指して~

肩甲帯の可動域回復体操
・肩を前後に動かす　　　　　　　・肩を上下に動かす

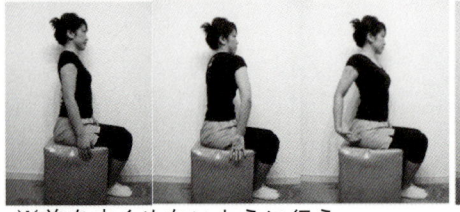

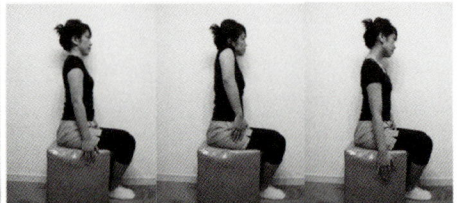

※首をすくめないように行う。

肩の関節可動域回復体操
・まっすぐ伸ばした腕を内向き、外向きに回す。
　※上体は動かさずに行う。

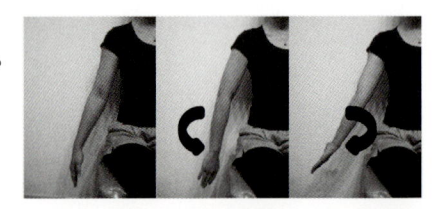

手・指の関節可動域回復体操
・手のひらを下に向け、手首を左右に動かす。
　※肘は動かさずに行う。

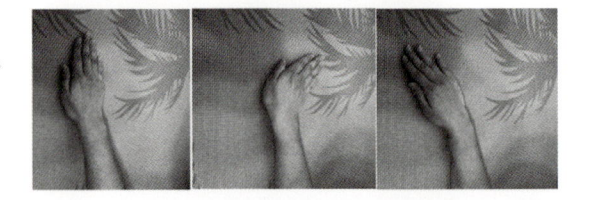

・手のひらを下に向け、手首を上下に動かす。

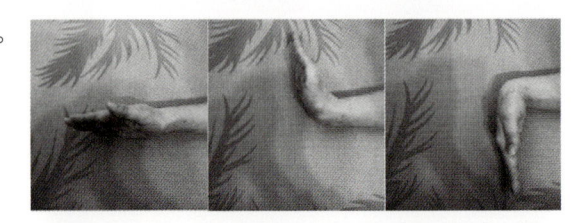

・指先をまっすぐ大きく伸ばす。
　指先を曲げる。

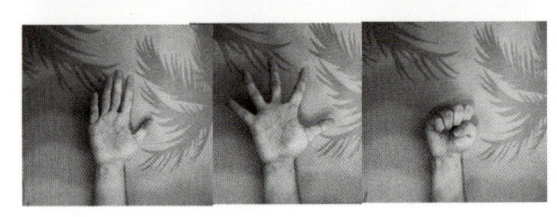

股関節の関節可動域回復体操
・膝を伸ばしたまま、小指側に開く、体軸に戻す。

・膝を伸ばしたまま、つま先方向へ上げる、
　体軸に戻す。

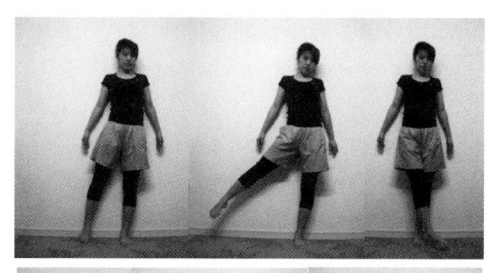

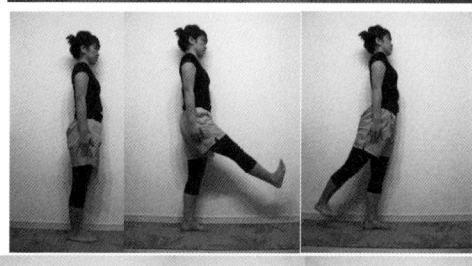

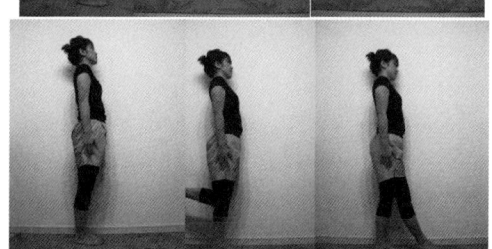

膝の関節可動域回復体操
・脚を膝から踵側に上げる、元に戻す。

足の関節可動域回復体操
・つま先を脛（すね）に近づける、指を大きく
　広げる。つま先を伸ばす、指を閉じる。

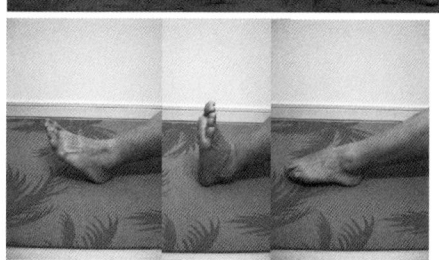

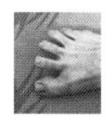

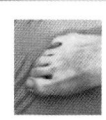

胸・腰部の関節可動域回復体操
・上体を起こし、肩に力を抜いて両腕を自然に
　広げ、上体をゆっくり右に傾ける、
　上体を元に戻し、左に傾ける。

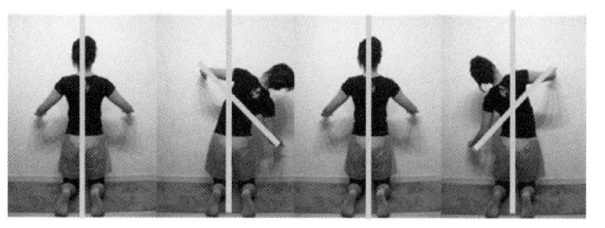

首・頸部の関節可動域回復体操

・首を前に倒す。
　顎を斜め上に上げて

　※注意
　首の後ろを潰すように頭を後ろに倒さない。
　正しい姿勢で行う。

・首を左右に向ける。
　首が横に向いたら、目線を更に後ろへ

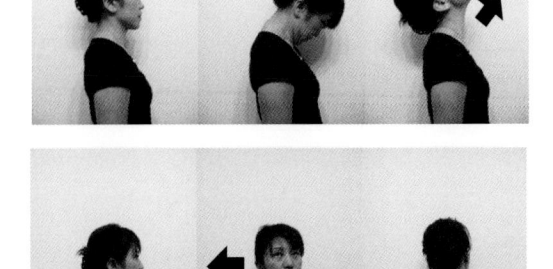

・首を左右に倒す。
　首を倒した逆側の肩が上がらないように
　下に引き下げる。

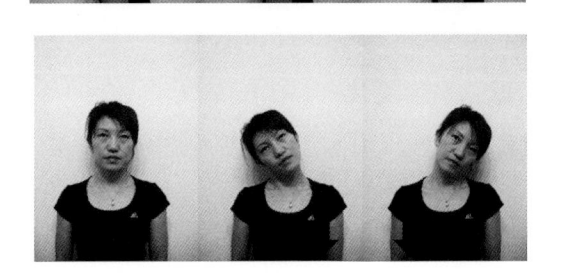

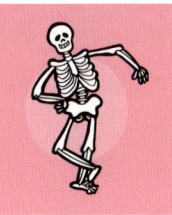

腕の運動（導入）

～バランスを崩した時にさっと手が出る！を目指して～

前腕のストレッチ

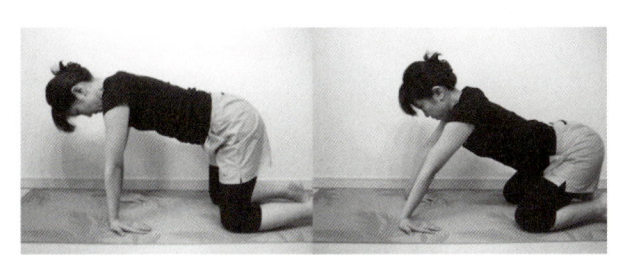

手首を前に向けて四つん這いになる。
ゆっくりとお尻を後ろに引く。

指の運動

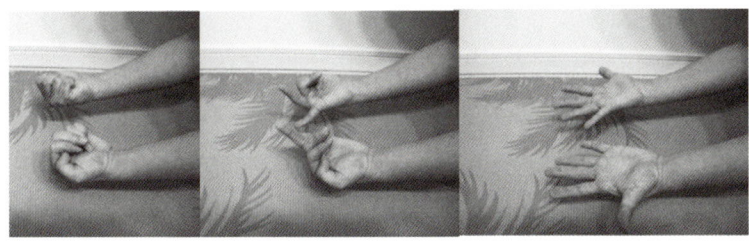

指を握り、小指から一本ずつ指を開く。
全て開いたら、親指から一本ずつ握っていく。

慣れてきたら、リズム良く行いましょう。

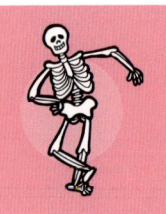

腕の運動（初級）

~自分の身体を支えられる！を目指して~

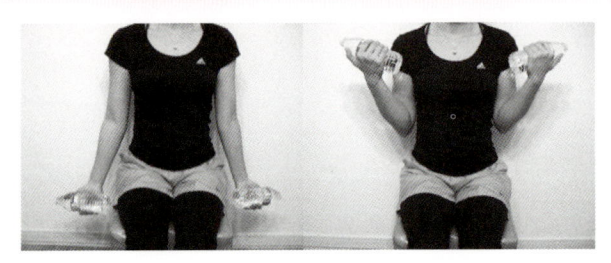

力こぶの運動

両腕を体側に下し、肘は脇に付けた状態で
力こぶを意識して、手首を肩に近づける。
戻す時は、二の腕の裏側を意識して
ゆっくり下す。

慣れてきたら、ペットボトルなどを使ってみましょう。

二の腕の運動

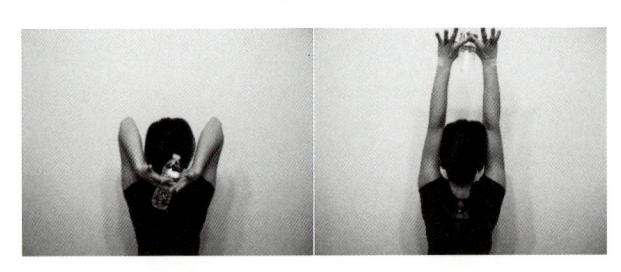

頭の後ろで手を組み、ゆっくりと肘を伸ばす。
肘は外に張らないように行う。
運動中、肘の位置はなるべく動かさないようにする。

慣れてきたら、ペットボトルなどを使ってみましょう。

※肩が上がらない方は、片手ずつ行いましょう。

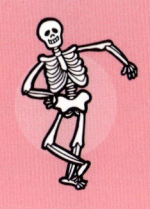

胸・肩甲骨の運動（導入）

～肩凝り予防！を目指して～

肩のはにわストレッチ

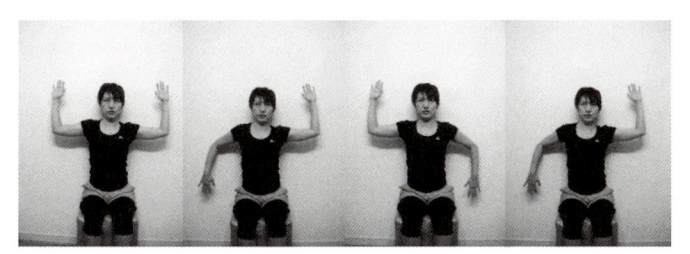

肘を曲げた状態で手を上げる。
片手ずつ交互に動かす。
肩甲骨が動いていることを意識する。

肩甲骨の上げ下げ運動

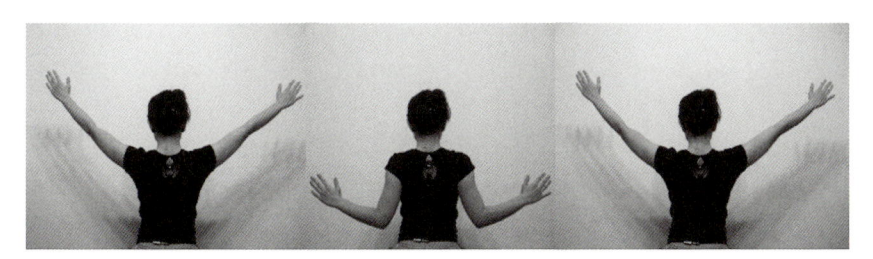

両腕を斜め上に大きく広げ胸を天井に引き上げながら両肘を腰に近づける。
肩甲骨を寄せるイメージで行う。

慣れてきたら、肩甲骨を寄せる時に斜め下に下すイメージで行いましょう。

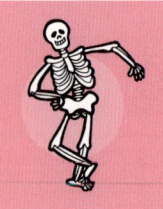

胸・肩甲骨の運動（初級）

～四十肩・五十肩予防！を目指して～

壁での腕立て伏せ

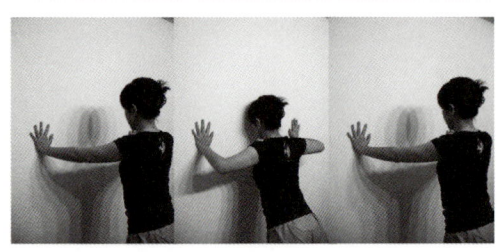

胸の高さに手を付ける。
ゆっくりと胸を壁に近づける。
息を止めないように繰り返す。

膝をついて肩甲骨を寄せる

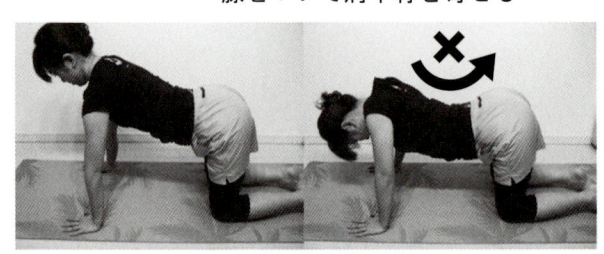

四つん這いになり、胸だけを床に近づけて肩甲骨を寄せる。
床を押して背骨を天井に上げる。
肘は曲げずに、肩甲骨のみを動かす。
腰を反らないように、気を付けましょう。

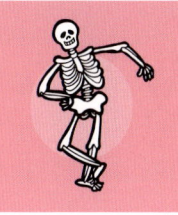

お腹の運動（導入）

～便秘解消！を目指して～

仰向けで足踏み

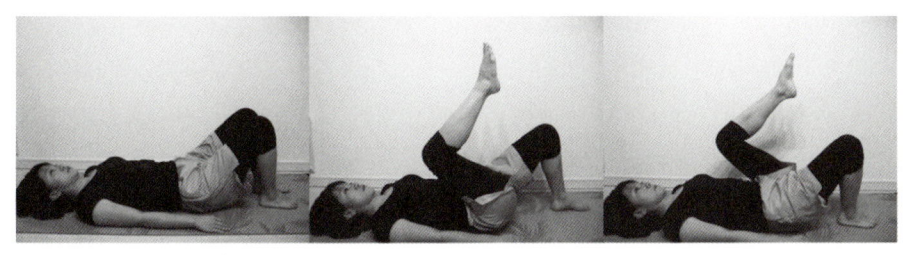

仰向けになり、膝を曲げる。
片脚ずつ交互に膝を胸に近づける。

慣れてきたら、リズム良く行いましょう。

コブラ

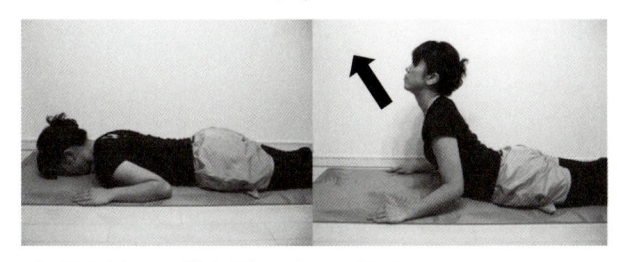

お尻を締め、掌を肩の近くに置く。
太ももの後ろが締まるのを感じながら、
お腹を縦に伸ばすイメージで上体を斜め前に引き上げる。

※注意
腰だけを無理に反らせると危険です。
無理のない程度に行ってください。

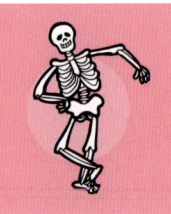

お腹の運動（初級）

～全ての動きの中心。動きの安定！を目指して～

プリプリ

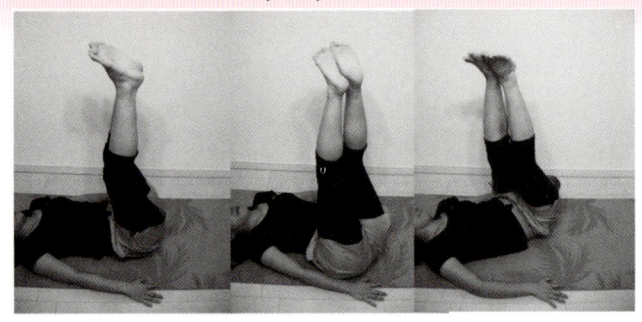

仰向けになり、両脚を高く上げる。
お腹に力を入れた状態で、腰を左右に動かす。
お腹の横の筋肉が動くことを意識します。

腹筋

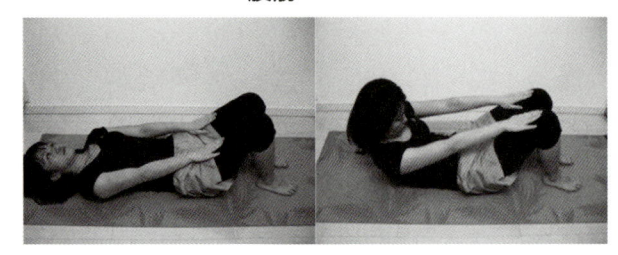

仰向けになり、膝を曲げます。
モモの上に手を置き、手が脚の上を滑るように
お腹を丸める。
ゆっくり、下がりましょう。

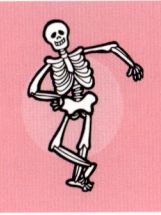

腰・骨盤の運動（導入）
～歩行の安定・ポッコリお腹解消！を目指して～

骨盤の上げ下げ

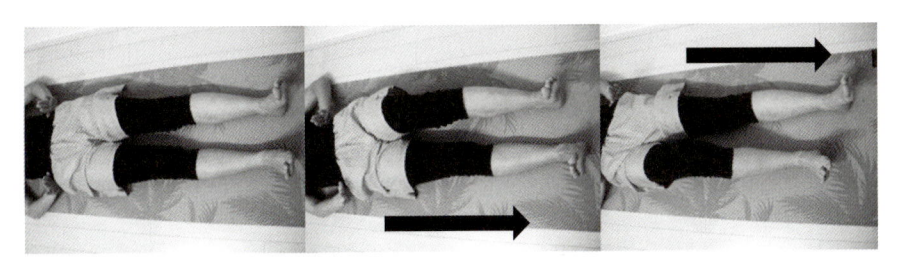

仰向けになり、両手を骨盤に置きます。踵（かかと）を交互に押し出すように骨盤を上下させる。

バンザイで腰のツイスト

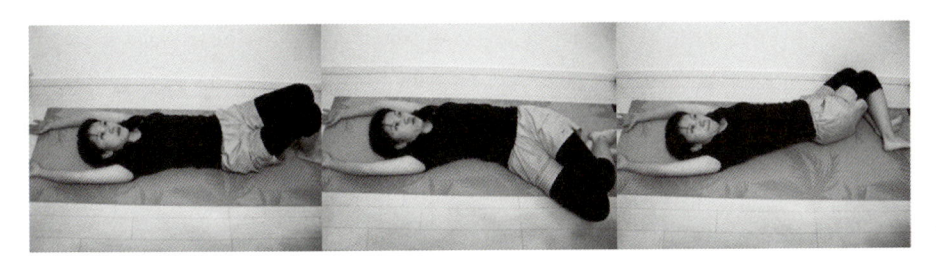

仰向けになり、膝を立てる。
両手を頭の上に伸ばし、脇腹を伸ばす。
膝をゆっくり左右に倒す。

慣れてきたら、肩が床から離れないように行いましょう。

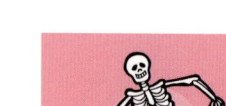

腰・骨盤の運動（初級）
～正しい姿勢の安定！を目指して～

骨盤ウォーキング

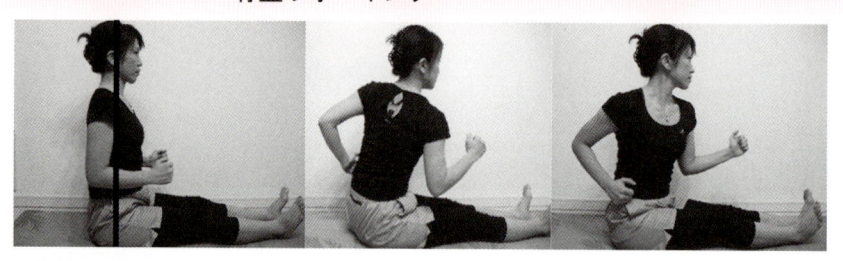

背筋を伸ばし、脚を伸ばして座る。
骨盤を左右交互に前に押し出し、一歩ずつ前に進む。
つま先は脱力し骨盤が前後に動くイメージで行う。

慣れてきたら、背中を丸めないように一歩ずつ後ろに下がりましょう。

バッタのポーズ

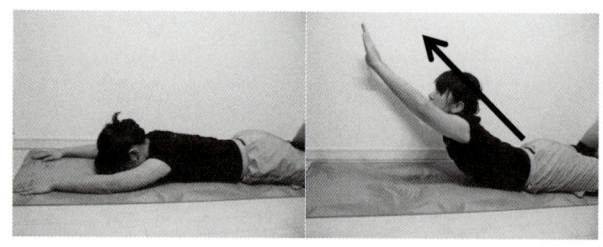

背骨を伸ばした状態で両腕を斜め上に引き上げる。
お尻を小さくし、背伸びをするイメージで行う。

※注意
腰だけを無理に反らせると危険です。
無理のない程度に行ってください。

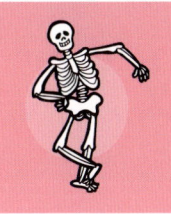

お尻の運動（導入）
～腰・脚の疲れを解消！を目指して～

4字ストレッチ

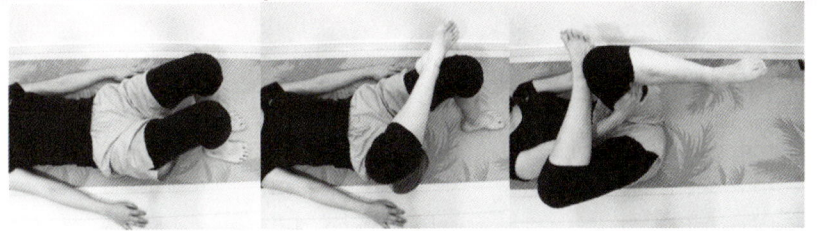

仰向けになり、膝を曲げる。
片方の膝の上に足首を掛ける。
下側の太ももを胸に近づける。

ガス抜きのポーズ

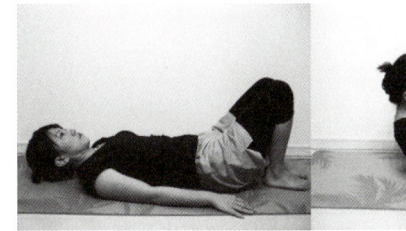

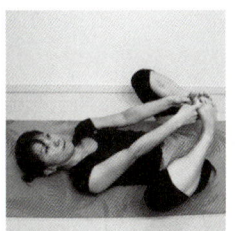

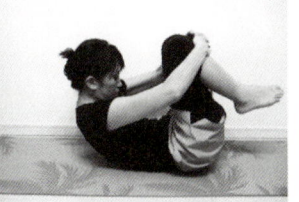

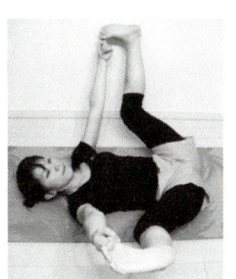

動きと呼吸を連動させる。
息を吐きながら膝を身体に引きつける。
息を吐きながら、腹筋を締めていく。
腕の力は、なるべく使わないように行う。

慣れてきたら、両膝を左右に開いて行いましょう。

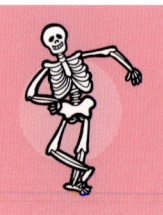

お尻の運動（初級）

～腰・脚の筋力アップ！を目指して～

ヒップリフト

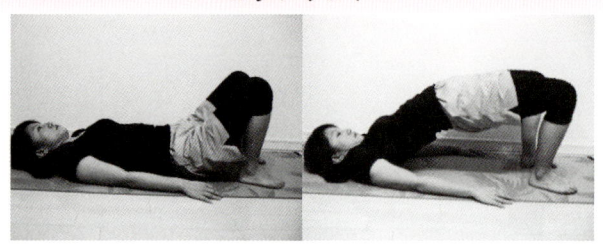

息を吸いながら、お尻に力を入れて
身体をもち上げる。
息を吐きながら、背骨を一ずつおろすイメージで
お尻をおろす。
掌と足の裏でしっかりと床を押す。

脚を横に上げる

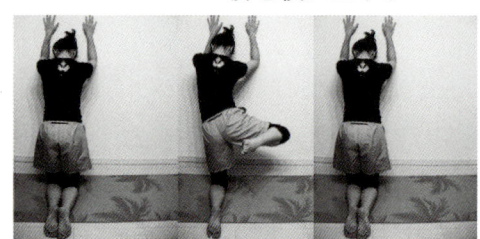

膝立ちで壁に手を付き
膝を曲げて横に開く。

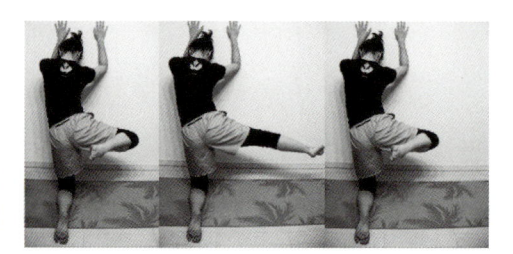

膝立ちで壁に手を付き
片足を横に開いた状態で膝先を曲げ伸ばしをする。

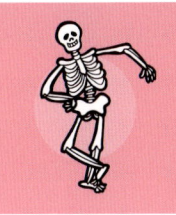

脚の運動（導入）

～歩行の安定・疲れにくい身体！を目指して～

太ももの後ろのストレッチ

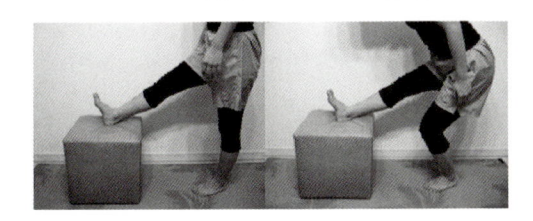

踵を台に乗せ、腰を後ろに引く。
骨盤が横に向かないように気をつける。

慣れてきたら、つま先を天井に向けましょう。

腸腰筋・四頭筋のストレッチ

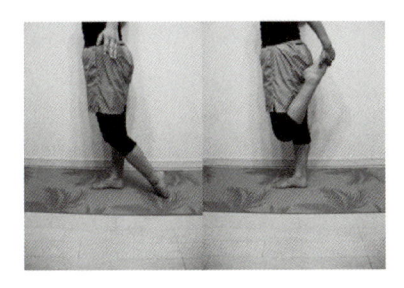

脚の付け根と太ももの前を伸ばす。
つま先を後ろに着けて背中を起こして行くように付け根を伸ばす。
膝と膝の間が開かないように踵（かかと）をお尻に近づける。
手が足首に届かない場合は、タオルなどを使いましょう。

慣れてきたら、つま先はお尻の方へ引きつけましょう。

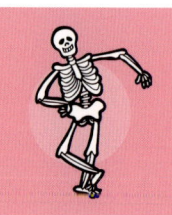

脚の運動（初級）
～脂肪燃焼・基礎代謝アップ！を目指して～

ランジ

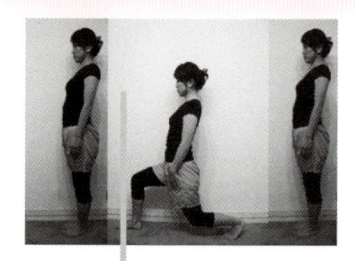

脚を交互に前に踏み込む。
踏み込んだ脚の膝が、つま先より前に出ないように気をつける。

三角のポーズ

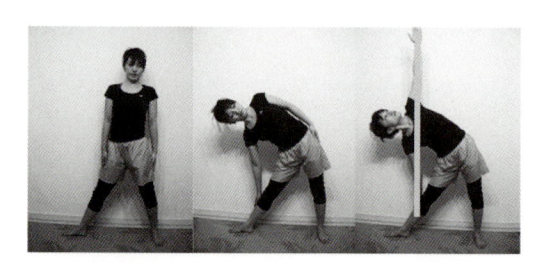

前足の膝が伸び過ぎないように、前足の裏側を意識する。
前足に体重を掛けすぎないように行う。
お臍が正面を向くように上側の骨盤を引き上げます。
脚に置く手には力は入りませんが、無理をしない位置で行いましょう。
余裕があれば、目線は上側の手の中指を見るようにする。
両手が垂直になるように行いましょう。

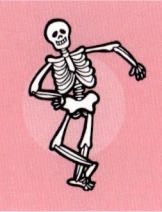

冷え性・つり改善運動

～脂肪燃焼・血行改善・冷え性改善・つり予防！を目指して～

□ふくらはぎのマッサージ　**[運動強度：2Met's]**　座って行います。

・つま先を丸める、指先を反らす
　繰り返します。リズムよく行います。

・つま先を丸めて5秒キープする。放す。

・足の裏を縦に割る。4分割～2分割。

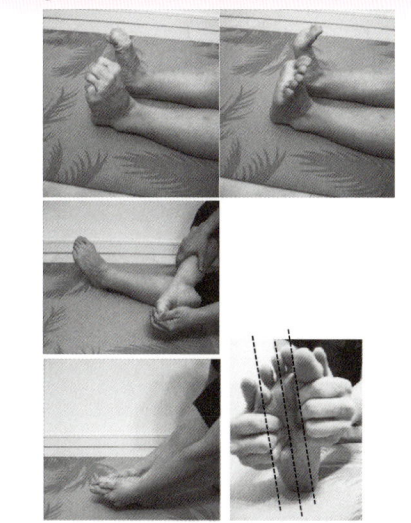

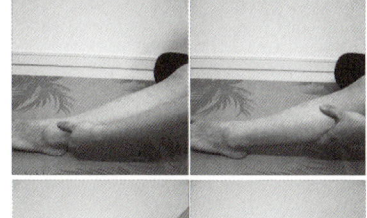

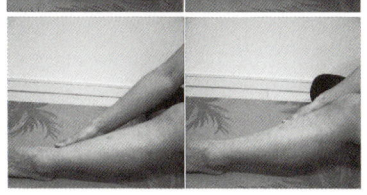

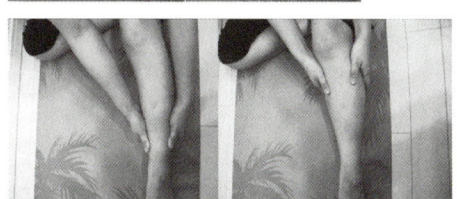

・脛（すね）の外側を足先から心臓に向かって
　さする。

・脛（すね）の内側を足先から心臓に向かって
　さする。

・ふくらはぎ（脹脛）を踵（かかと）から心臓に
　向かってさする。

※湯船の中で行ったり、オイルなどを使って行い、皮膚を傷つけないようにしましょう。

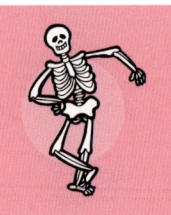

冷え性・つり改善運動

～脂肪燃焼・血行改善・冷え性改善・つり予防！を目指して～

□**5分間の下肢運動** **[運動強度：4Met's]** 椅子に座っても出来ます。

1. 竹踏みに右足のみ乗せて元に戻す。
   次に、左足のみ乗せて元に戻す。
   左右交互に刺激を与える。（1分）

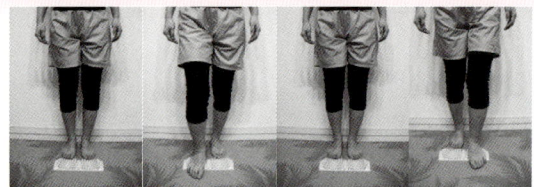

2. 竹踏みに両足を乗せて、元に戻す。（1分）

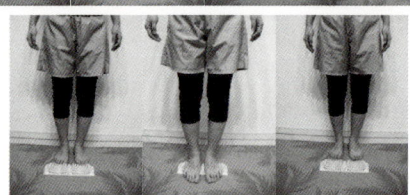

3. 竹踏みに両足を乗せて、小さく屈伸、元に戻す。（1分）

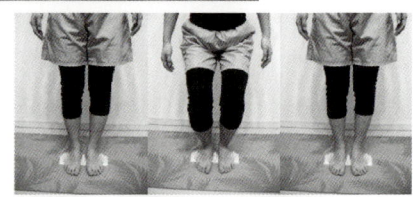

4. 竹踏みに左足のみを乗せて、
   右膝を胸に引きつける。
   左右交互に行う。（1分）

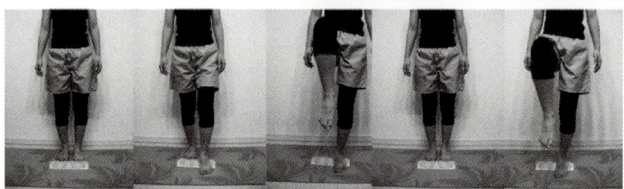

5. 竹踏みに乗って足踏みを10回、元に戻す。（1分）

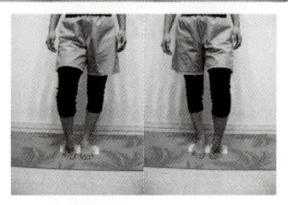

※腰がつらい場合は、踵（かかと）だけ乗った状態で足踏みを行いましょう。

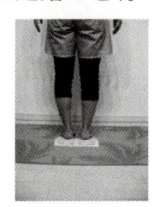

5. 運動手帳—導入・初級編

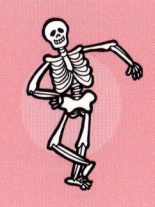

脂肪燃焼運動
～脂肪燃焼・心肺機能向上・基礎代謝アップ！を目指して～

スクワットの姿勢で３０秒キープ

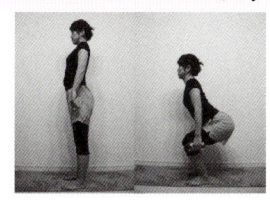

胸を張って立ち、お尻を後ろに引きながら
股関節を曲げる。
胸は、正面を向けたまま行う。
足の裏全体を使いながら、立ち上がります。
慣れてきたら、腰を下ろした時にモモが床と
平行になるように行いましょう。

ニーアップ３０秒キープ

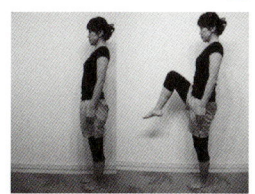

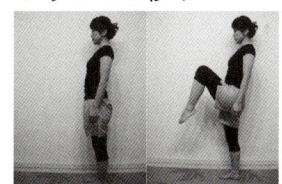

膝を胸に近づけキープする。

プランク３０秒キープ

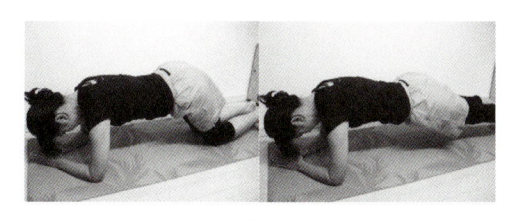

四つん這いになり、肘をつける。
つま先を立て、膝を伸ばす。
頭のてっぺんから、踵までを一直線にする。
腰が反らないように気をつけましょう。

英雄のポーズ

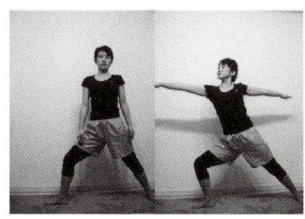

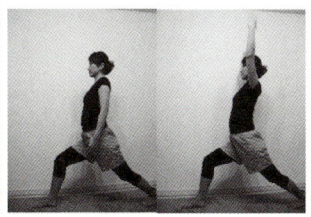

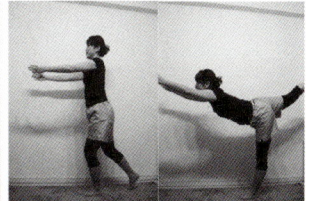

３つのポーズがある。
１つ目のポーズは、前足は進行方向につま先を向け、後ろ脚は正面につま先を向ける。
脚を大きく開き左右の脚は左右に反発し、前に伸ばす手と同時に前足に重心を移動させる。
２つ目のポーズは、前脚はつま先を進行方向に向け、後ろ脚は少しつま先を外に向ける。
お腹を伸ばすように、手のひらを正面に向け身体から遠い位置を指先が通るように上まで引き上げる。
３つ目のポーズは、骨盤が水平になるようにバランスを取りながら、上体と脚を同時に動かして
いきます。指先と踵(かかと)が反発するように身体にまっすぐな軸を感じて行う。

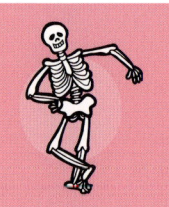

アクアウォーキング
～脂肪燃焼・体温調整機能向上・基礎代謝アップ！を目指して～

□**30分間のアクアウォーキング　[運動強度：4Met's]**
・軽めに歩く（2分）
・大股で歩く（2分）
・大股で歩く、両手も足に合わせて前後に大きく伸ばす。（2分）

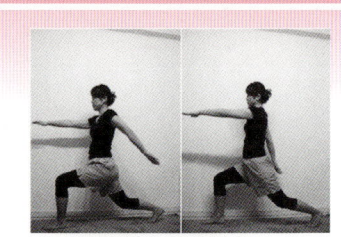

・大股で歩く、両手は踏み込む足に合わせて、
　両手で前に押す。（2分）

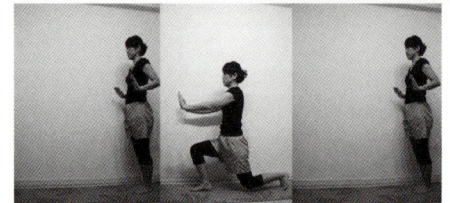

・大股で歩く、両手は踏み込む足に合わせて、
　両手で水をすくうように肘を曲げる。（2分）

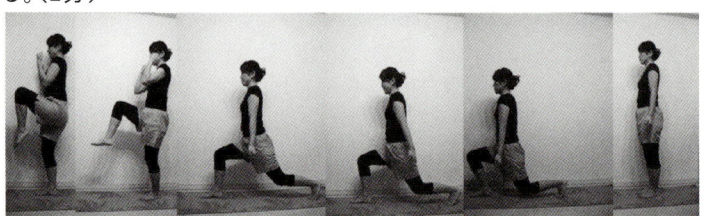

・肩まで水中に浸かり、
　縄跳びを飛ぶように両膝を胸に近づける（2分）

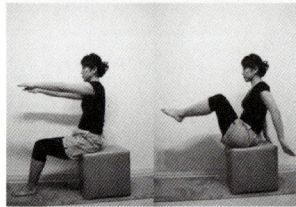

・ゆっくり大股で歩く（2分）

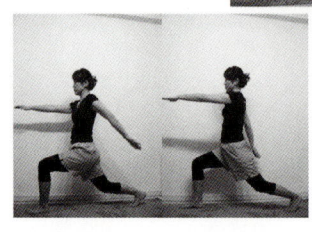

・肩まで水中に浸かり、
　鳥が羽を羽ばたかせるようにお尻の後ろで拍手をする。（2分）

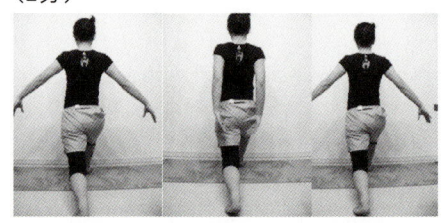

・ゆっくり駆け足。
　つま先歩きにならないように
　足裏全体で行う。（2分）

・駆け足。（2分）

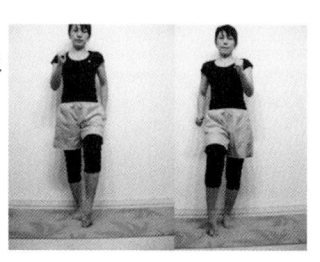

・ゆっくり大股で歩く（2分）

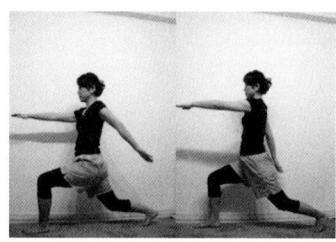

・横歩き。カニのように大の字と起立を繰り返す。
　左右それぞれ行う。（2分）

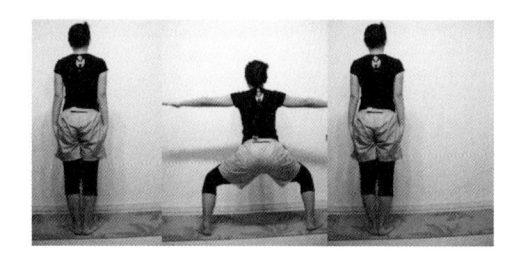

・横歩きで、引き付ける脚が軸足にクロスする。
　繰り返す。左右それぞれ行う（2分）

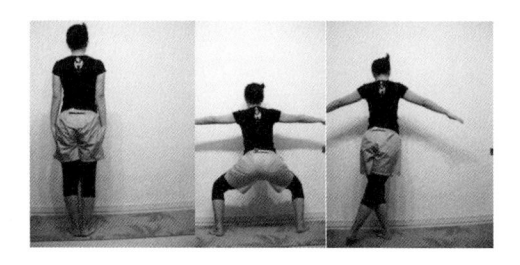

・後ろ歩き。ぶつからないように気をつける。（2分）
・大股で立ち手足を順番に大きく揺らしストレッチを行う。（2分）

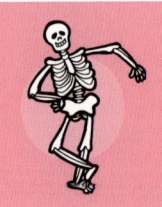

アクアエクササイズ

～脂肪燃焼・心肺機能向上・基礎代謝アップ！を目指して～

□**30分間のアクアエクササイズ　[運動強度：4Met's]**：お風呂でも行えます。
アクアミッドやペットボトルを使って行うとより効果的です。
※ペットボトルを水中で使う場合は、中に入れる水が多い程負荷が軽く
　入れる水が少ない程重い負荷になる。
※手を使う運動では、指先の間を閉じて行うと負荷が少なく
　掌を大きく広げて行うと重い負荷になる。
※連続して行う動作では、呼吸を止めないように行う。

・両腕を胸の前で、団扇（うちわ）で仰ぐように左右に
　動かす。（2分）

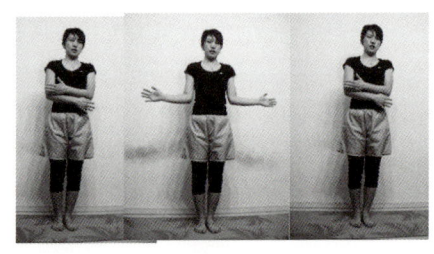

・両腕を大きく伸ばし、
　ゆっくり団扇（うちわ）を仰ぐように前後に
　動かす（2分）

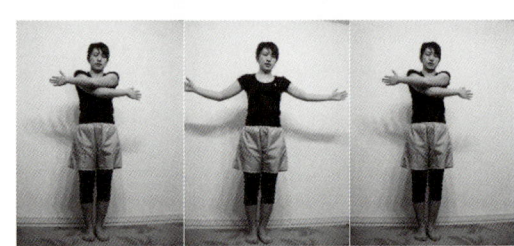

・両腕を体側で∞字を書くように
　腕を大きく動かす（2分）

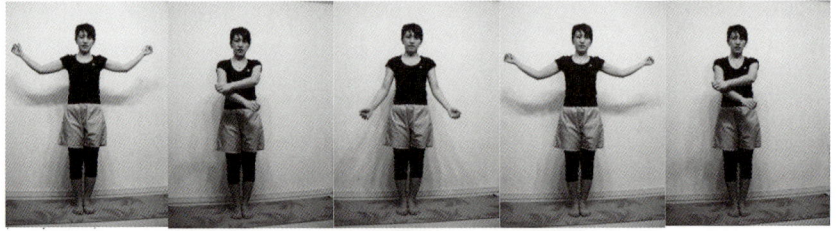

・両腕を体側につけ両膝の曲げ伸ばしを行う（2分）

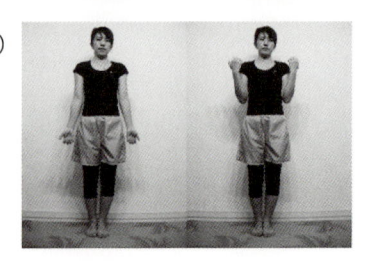

・両腕を水面に浮かし、膝を胸に左右交互に近づける（2分）

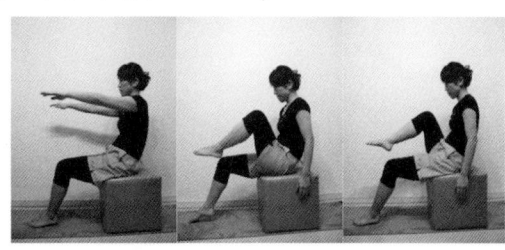

・両腕を水面に浮かし、
　膝を上げると同時に
　両腕も水中に押し込む（2分）

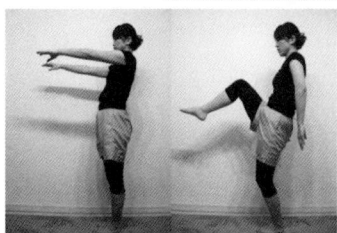

・両腕を水面に浮かし、両膝を胸に引きつける（2分）

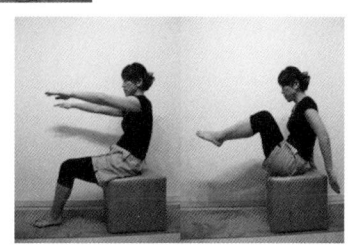

・両手を水面に浮かし
　片足ずつ交互に前後に大きく振る（2分）

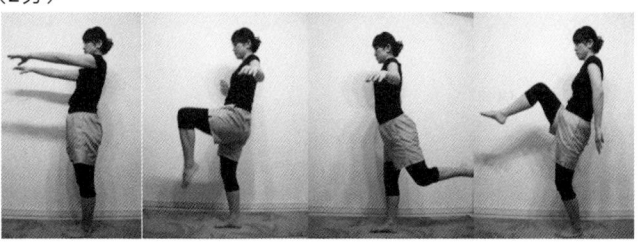

・両足を縦に開き、左右に広げた手を
　同時に胸の前でクロスさせ、元に戻す（2分）

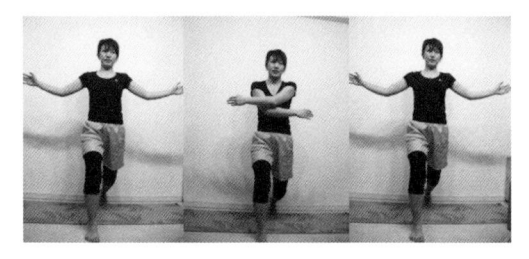

・両足を横に開き、左右に広げた手を
　同時にお尻の後ろでクロスさせ、元に戻す（2分）

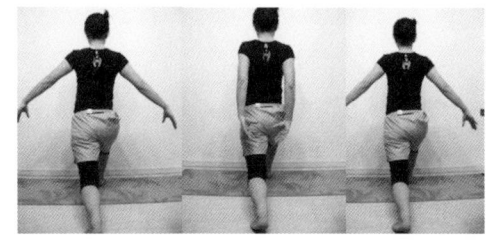

・小さく足踏み（2分）

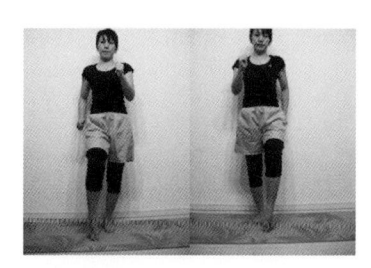

・脚を横に少し開き、つま先を斜め外に向ける、
　膝を曲げ、伸ばすと同時にお尻を締める（2分）

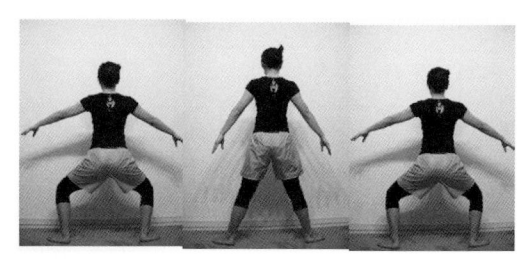

・大きく足踏み（2分）

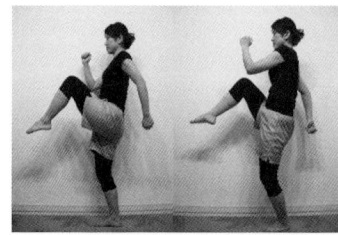

・両足を横に開き、左右交互に体重を乗せ身体を左右に揺らす（2分）

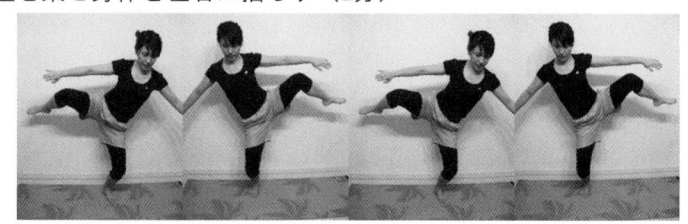

・肩まで水中に浸かり、ゆっくりと大きな呼吸を繰り返す（2分）

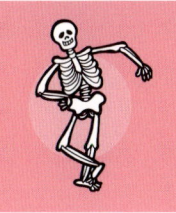

階段運動

～脂肪燃焼・心肺機能向上・基礎代謝アップ！を目指して～

一歩ずつ上がる

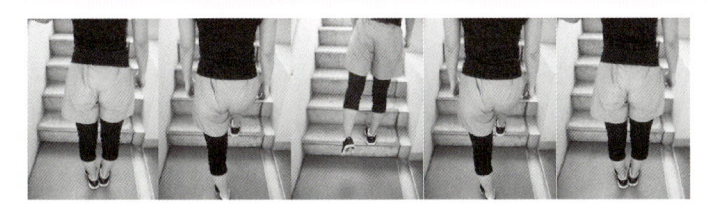

片脚のみ上がり、脚の上にお尻がくるように上体を運ぶ。
片脚ずつ交互に行う。

昇り降り

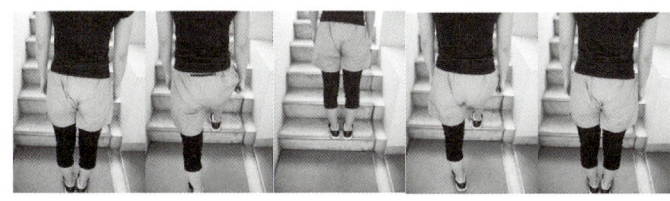

階段の一段のみを上がり降りする。
上がる時は、腰が後ろに残らないように腰が下がらないように行います。

踏み込んでお尻

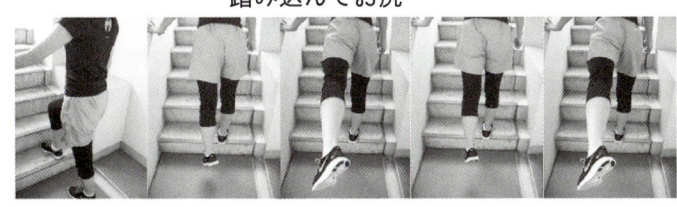

片脚のみ上がり、次の脚は後ろへ蹴り上げる。
左右交互に行います。

踏み込んでニーアップ

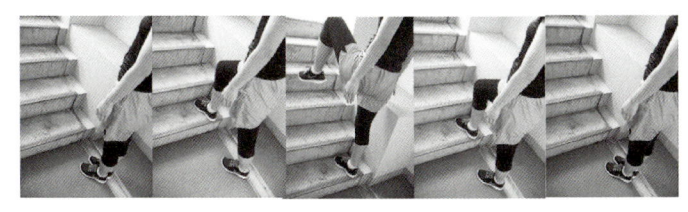

片脚のみ上がり、次の脚は胸に近づける。
左右交互に行います。

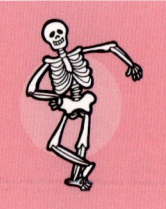

椅子の運動

※膝が痛い時に無理をしない為の運動

浅く座って足踏み

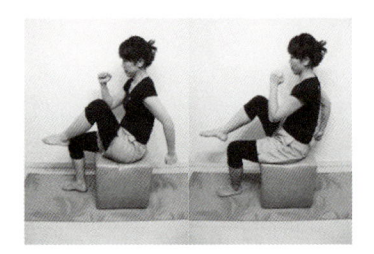

左右交互に膝を胸に近づける。
脚に合わせて、腕も大きく後ろに引く。

開いて閉じて

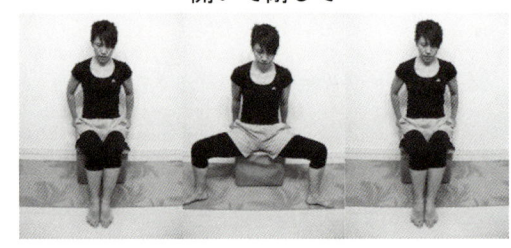

浅く腰掛け、脚を開く。
内モモに意識をしながら動かす。

二の腕の運動

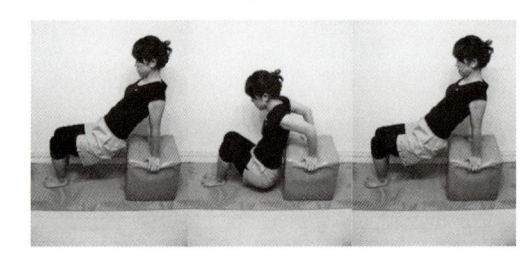

両手を椅子の安定する場所に置く。
腰を床に下げ、二の腕に力を入れて上体を戻す。

腹筋

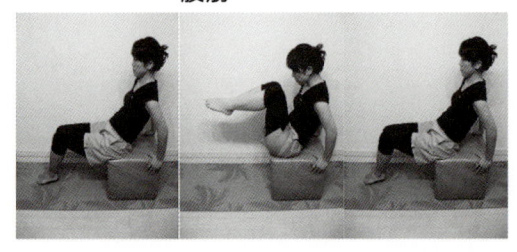

浅く腰掛け、両膝を胸に近づける。

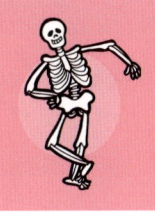

正しい歩き方

~脂肪燃焼・心肺機能向上・基礎代謝アップ！を目指して~

どこでも出来るウォーキング！1日10,000歩を目標にしてみましょう。
300kcalをただ歩くだけでは、続きません。
楽しみながら、効果のあるウォーキングを行いましょう。
ウォーキングは、全身運動で筋肉に適度な刺激をすることができます。
心肺機能の向上。脳・心臓・肺・腸・血管にも良い刺激になります。

歩く前に「正しい姿勢」をマスターしましょう。
坂道・階段・だらだら歩きは、身体に負担を掛けます。
いっきに目標を10,000歩に設定するのではなく、複数回に分けて10,000歩を目指しましょう。

歩幅は、身長-100cm（つま先からつま先まで）が理想です。

【正しく歩くための段階的な練習方法】
☐目安を決めた地点まで何歩で歩けるか？数えてみる
　近くの公園や廊下の端から端までなど、目安を決めて歩いてみる。
　練習が出来たらもう一度、先程の距離の歩数を数えてみる。

前を見る

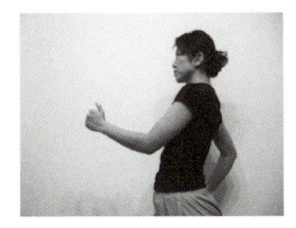

前を見て歩きましょう。
猫背にならないように、胸を張ることでお腹がしまる意識をする。
慣れてきたら、足元を見ないように、まっすぐ歩く。
つま先の向きが内や外に向かないように気をつける。

肘を引く

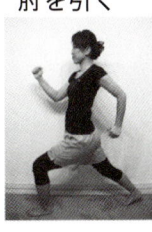

腕を振りましょう。
上肢の筋肉を沢山使うことをイメージする。
肘を曲げて腕を後ろに大きく振る。
脇を擦るように、肘を後ろに引く。
背中の筋肉を意識して行いましょう。

踵から着く

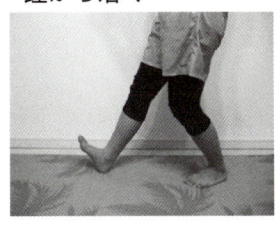

踵（かかと）から着地します。
足裏を滑らかに使いバランスをとり姿勢を保ちます。

足を長く使う

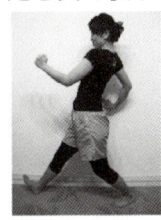

脚を長く使うようにします。
脚の付け根から動かすのではなく腰回りも使ってシャツに斜めのシワが出来るように
大股で歩く。

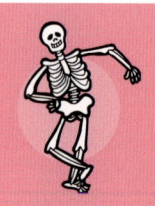

○日後の身体チェック

※定期的・長期的な運動効果をアップします。
無理をしないで運動を楽しみましょう。

■運動開始時に記入
・自分の身体の悩みは？

・自分の身体がどうなると良いですか？

■運開始後に記入動
＿月＿日（＿）曜日〜＿月＿日（＿）曜日までの＿日間での身体の成長は？
・自分で感じた変化は？

・もう少し、どうなると良いですか？

■からだチェック
・朝＿時の体温は、＿℃です。→＿℃
・朝＿時の血圧は、＿／＿です。→＿／＿
・体重は、＿㌔→＿㌔
・つま先は、（冷たい・暖かい）です。→（冷たい・暖かい）
・指先は、（冷たい・暖かい）です。→（冷たい・暖かい）

・近くの公園1周は、＿㍍で＿秒かかります。→＿秒
・1分間の足踏みは、＿回出来ます。→＿回
・椅子に座った状態から、つかまらずに立ち上がれる
　（いいえ・はい）→（いいえ・はい）
・片足で何秒立てますか？　右：＿秒→＿秒、左：＿秒→＿秒
・タオルを固く何秒絞れますか？＿秒→＿秒

・外出の回数が（少ない・多い）→（減った・増えた）
・運動は、楽しんで取り組めますか？（YES・NO）→（YES・NO）

・自分の身体に点数を付けましょう。100点中＿＿点→＿＿点

・主治医・担当者からのコメント

5. 運動手帳―導入・初級編

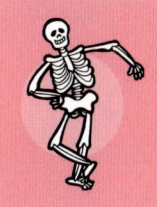

毎日の身体チェック 記入例

日にち	曜日	上半身	下半身	全身	メモ	日にち	曜日	上半身	下半身	全身	
						16日	火	1	1	2	テニス
1日	月	3	3	1	62ｷﾛ	17日	水				
2日	火	1	1	2	テニス	18日	木	10	10	8	
3日	水				↑	19日	金				
4日	木				風邪気味	20日	土	8	8	8	
5日	金					21日	日				
6日	土					22日	月	6	6	6	
7日	日				↓	23日	火	1	1	2	テニス
8日	月	3	2	2		24日	水				
9日	火	1	1	2	テニス	25日	木	10	12	10	
10日	水				病院	26日	金				
11日	木	5	5	5		27日	土	12	12	10	
12日	金					28日	日				
13日	土	7	8	2		29日	月	10	10	10	
14日	日					30日	火				テニス
15日	月	10	8	6		31日	水				血圧高い
合計						合計					

今月の成果は？	上半身＝ 89 セット 下半身＝ 94 セット 全 身＝ 76 セット	血圧 先月 140/90 今月 135/85	体重 先月 62 ｷﾛ 今月 61 ｷﾛ	感想 風邪を引いてしまったが積極的に取り組めた。 担当医からのコメント この調子で続けましょう。

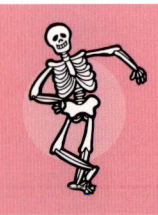

毎日の身体チェック

日にち	曜日	各部位が何セット出来ました。				日にち	曜日	各部位が何セット出来ました。			
		上半身	下半身	全身	メモ			上半身	下半身	全身	メモ
1日						16日					
2日						17日					
3日						18日					
4日						19日					
5日						20日					
6日						21日					
7日						22日					
8日						23日					
9日						24日					
10日						25日					
11日						26日					
12日						27日					
13日						28日					
14日						29日					
15日						30日					
						31日					
合計						合計					

今月の成果は？	上半身＝　　セット 下半身＝　　セット 全　身＝　　セット	血圧 先月 　／ 今月 　／	体重 先月　　キロ 今月　　キロ	感想 担当医からのコメント

〈山田美紀〉

6 運動での水分補給の必要性と実際

1 水分補給の必要性
- 運動療法やスポーツの実施前・中・後には，身体の水分バランスを保つために，適宜水分補給を行わなければならない．
- CKD 患者では，水またはお茶を飲用する．
- スポーツ競技などで発汗が著明な場合には，スポーツドリンクを飲用する．しかし，スポーツドリンクにはブドウ糖が 3 〜 6％含まれており，血糖が急激に上昇する危険性がある．

2 水分補給について
- 運動時に失われる汗の量は個人差があるが，多いときでは 1 時間に 2L に及ぶこともある．体重の 3％の水分が失われると運動能力や体温調節能力が低下し，運動時の事故や熱中症のリスクが高くなるとされている．
- 水分補給の目安として運動による体重減少が 2％を超えないようにする．運動前後に体重を量ることで，失われた水分量を知ることができる．
- 水分制限のある患者は，必ず運動の前後に体重を量る．また毎朝起床時に体重を量る習慣を身につけ，体重管理に役立てることがすすめられる．

3 水分制限のない場合
- のどの渇きを感じたときには，すでに水分不足の状態である．のどが渇いていなくても，水分をこまめに摂るよう指導する．
- また，高齢者では感覚機能の低下に伴いのどの渇きを感じにくくなることがあるので，水分の補給時間や場所などあらかじめ決めておき，効率よく水分補給を行えるよう計画する．
- 運動前：運動を行う 30 分位前までに 250 〜 500 mL，夏季や高温環境では運動前日から十分に摂取する．
- 運動中：運動中に失う汗の量の 50 〜 80％を補う．目安は 1 時間に 500 mL を 2 〜 4 回に分けて（30 分に 1 回〜 15 分に 1 回）摂取する．夏季や高温環境では，15 分に 1 回水分補給し，水分量もさらに大目に摂取する．
- 運動直前や運動中に，一度に沢山の水分を飲んでしまうと，水分が胃にたまってしまい腹痛の原因となる場合がある．また，激しい運動のときには摂取した水分の胃からの排泄が遅れるので注意する．
- 運動後：運動前後の体重差分を補正する．

4 飲み物の種類
- 汗をかかないような軽い運動では，水やお茶を摂取する．沢山汗をかいているときは，塩分0.1～0.2％（Na 40～80 mg/100 mL），糖分3～6％を含むスポーツドリンクなどの飲み物が適している．
- 飲み物の温度は5～15℃程度が望ましい．

5 厳しい塩分制限のある場合
- 汗で失われたミネラル分を補う必要があるが，スポーツドリンクや塩分を含む食品の過剰摂取には注意が必要である．運動時の身体の状況や環境条件によっても異なるが，汗が沢山失われるときには，塩分の取りすぎを防ぐために市販のスポーツドリンクを水で半分に薄めたものを摂取し，脱水や浮腫の状態を確認する．

6 熱中症の予防
- 気温が高いときほど，また同じ気温でも湿度が高いときほど，熱中症の危険性は高くなる．急な暑さは特に注意が必要なので，暑さに慣れるまでの数日間は運動強度を調節し，適宜休憩をとり，適切な水分補給が大切である．
- 高温多湿下の運動において汗をかきにくい場合には，体温が上昇し血圧低下を招くことがある．頸部や腋下，鼠径部など太い血管をすぐに冷やせるように凍らせたペットボトルや保冷剤などを用意しておくことがすすめられる．

7 その他
- アルコールは水分補給にならず，アルコールの飲みすぎは利尿作用による脱水になってしまう危険性がある．運動前夜は，アルコールを控えるようにする．

〈横関美枝子〉

索引

■あ行■

アクアウォーキング	66
アクアエクササイズ	33, 68
悪性高血圧症	17
足踏み	55
アニオンギャップ	22
アライメント（姿勢）	29
アルコール	78
インスリン感受性	36
腕立て伏せ	54
運動強度	31, 63
運動習慣	43
運動制限	38
運動の強度変換	31
英雄のポーズ	65
エビデンス	38
横紋筋融解症	29

■か行■

階段運動	34, 71
かかりつけ医	3
ガス抜きのポーズ	59
可動域回復体操	48
間欠的運動	41
関節の可動範囲	32
キース-ワグナー分類	18
拮抗筋群	30
急性腎障害	28
共通した進展・増悪機序	11
筋頭	31
筋肉の起始・停止	31
筋肉のバランス	30
筋尾	31
血行促進運動	33
血清IgAの高値	11
結節性硬化	8
健康寿命	29
交感神経亢進	40
高血圧性腎硬化症	8
高脂血症	17
高尿酸血症	19
腰のツイスト	57
骨盤ウォーキング	58
骨盤の上げ下げ	57

■さ行■

細小血管症	4
最大酸素摂取量	38
サルコペニア	25, 41
三角のポーズ	62
残存腎機能	38
脂質異常症	17
持続的血液浄化療法	23
持続的血液透析	23
持続的血液濾過	23
持続的血液濾過透析	23
紫斑病性腎炎（IgA血管炎）	13
脂肪燃焼運動	33
シャント	43
シャント機能不全	23
主観的運動強度	40
主働筋群	30
除脂肪体重	26
腎血管性高血圧	18
腎血流量	18
腎性糖尿	7
腎性貧血	7, 25
伸張性運動	30
推算糸球体濾過量	1
水中運動	34
水分制限	77
水分補給	41, 77
スクワット	65
ストレッチ	51
スポーツドリンク	77
生活の質	39

■た行■

代謝性アシドーシス	22
代償運動	32
力こぶの運動	52
チャンス蛋白尿・血尿	12
痛風	19
低K血症	18
低補体血症	15
テレスコープ尿沈渣	15
糖化アルブミン	7
糖化現象	8
糖尿病腎症	4
糖尿病腎症合同委員会	4
糖尿病性糸球体硬化症	7
糖尿病性網膜症	6

■な行■

75g経口ブドウ糖負荷試験	6
ニーアップ	65
二次性高アルドステロン血症	18
二の腕の運動	52
尿酸塩腎症	19
尿酸産生亢進型	20
尿酸トランスポーター	40
尿酸排泄低下型	20
尿酸排泄低下型高尿酸血症	40
尿路結石	19
熱中症	78
ネフローゼ症候群	39

■は行■

背部叩打痛	19
バッタのポーズ	58
ヒートマップ	3
ヒップリフト	60
びまん性硬化	8
微量アルブミン尿	4
疲労感	40
フイッシュバーグ濃縮試験	20
不均衡症候群	23
腹式呼吸	32, 47
副腎皮質ステロイド	16
ふくらはぎ	34
不整脈	25
プランク	65
プリン体合成	40
平均寿命	29
扁摘ステロイドパルス療法	16
包括的治療	2
母趾球	33

保存期慢性腎不全	42
骨ミネラル代謝異常	25
本態性高血圧症	17

■ま行■

末梢血管障害	25
末梢血血漿レニン活性	18
慢性腎炎症候群	10
慢性腎臓病	1
慢性腎不全透析導入基準	22
ミネラル	78
ミルキングアクション	32
無酸素運動	26
胸の呼吸	47
メタボリックシンドローム	40
免疫抑制薬	16

■や行■

夜間の頻尿(夜間尿)	19
有酸素運動	26
指の運動	51
溶血性尿毒症症候群	18
ヨガのポーズ	31
4字ストレッチ	59

■ら行■

ループス腎炎	9
レジスタンス運動	41
レニン・アンジオテンシン(RA)系阻害薬	9
レニン産生	18
ロコモティブシンドローム	33, 41

■欧文■

AKI(acute kidney injury)	28
CBP(continuous blood purification)	23
chance proteinuria	12
CHD	23
CHDF	23
CHF	23
CKD(chronic kidney disease)	1
CKD診療ガイド 2012	27
common pathway	11
CVA tenderness	19
diffuse sclerosis	8
dysequilibrium syndrome	23
eGFR(estimated GFR)	1
essential hypertension	17
HbA1c	7
hematuria	12
HUS(hemolytic uremic syndrome)	18
hypocomplementemia	15
IgA血管炎	14
IgA腎症	7
LBM(lean body mass)	26
locomotive syndrome	33, 41
MBD(mineral bone disease)	25
nodular sclerosis	8
non-dipper型	24
non-enzymatic glycosylation	8
OGTT	6
PAD(peripheral arterial disease)	25
podocytopenia	8
PRA	18
QOL	39
RBF(renal blood flow)	18
renal anemia	7, 25
renal glucosuria	7
RPE(rating of perceived exertion)	40
RVH(renovascular hypertension)	18
sarcopenia	41
VO_2 max	38

CKD患者のための運動サポート		ⓒ
発　行	2014年8月25日　初版1刷	
編著者	富野康日己	
発行者	株式会社　中外医学社	
	代表取締役　青木　滋	

〒162-0805　東京都新宿区矢来町62
電　話　　(03)3268-2701(代)
振替口座　　00190-1-98814番

印刷・製本/三和印刷(株)　　　＜MS・TM＞
ISBN978-4-498-22412-4　　　Printed in Japan

JCOPY ＜(株)出版者著作権管理機構　委託出版物＞

本書の無断複写は著作権法上での例外を除き禁じられています．
複写される場合は，そのつど事前に，(社)出版者著作権管理機構
(電話 03-3513-6969, FAX 03-3513-6979, e-mail: info@jcopy.or.jp)
の許諾を得てください．